とにかく使える

モニター心電図

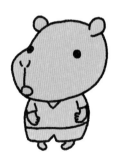

著

徳野慎一

照林社

著者紹介 ————————————————————————

徳野 慎一（とくのしんいち）

神奈川県立保健福祉大学 ヘルスイノベーション研究科 教授
東京大学大学院 工学系研究科 バイオエンジニアリング専攻
音声病態分析工学 特任教授

1988年防衛医科大学校卒業後、自衛隊中央病院心臓血管外科勤務。1998年よりスウェーデンカロリンスカ大学大学院へ留学、同校にて医学博士（PhD）、イギリスにおいて災害医療専門医（DMCC）取得。2000年より陸上自衛隊衛生学校戦傷病救急医学教室教官、2006年より防衛医科大学校准教授、2012年より陸上自衛隊衛生学校主任教官、2014年より東京大学大学院医学系研究科音声病態分析学特任准教授を経て、2019年より現職。

はじめに

　前著『スッキリわかる モニター心電図』（照林社、2013年刊）から9年が経過した。最初の「早わかり 心電図読み方ノート」（照林社、2007年刊）からだと15年になる。おかげさまで多くのかたに手に取っていただき、たくさんの反響をいただいた。特に、目次に波形を並べる体裁は当時になかったものであり、好意的なご意見を多く頂戴した。昨今では他社の書籍でもたびたび見かけるようになり、著者としてはうれしい反面、オリジナルは本書ですよという気持ちを持ち続けている。

　一方、15年もの間に実にたくさんのご意見を頂戴した。そうしたご意見に少しでも答えたいという気持ちから今回大幅に見直し、刷新を図った。これまでの「日常の看護業務で明日にでも使える」というコンセプトは維持しつつ、以前よりも、より見やすく、より親しみやすいものを作るよう心がけた。ガイドラインを最新のものに変更し、より見やすく写真をイラストに変更するなどの細かな変更に加え、より実践的な内容とするため、練習問題を割愛し、「ペースメーカーのモード」「除細動器の使用方法」「心電図アラームの種類」についての記述を追加した。

　何よりも大きな変更点は、これまで親しんでいただいたカピバラさんもついに2代目となった。

　本書を手にされたかたがたの日常の看護業務において少しでもお役に立てるよう、2代目カピバラさんとともに願っている。

2023年1月

徳野 慎一

⊰CONTENTS⊱

PART1 　わかる! モニター心電図の基本

PART2 　読める! 不整脈波形

PART3 できる! 不整脈への対応

- 本書で紹介している治療・ケア方法などは、執筆者が臨床例をもとに展開しています。
  実践によって得られた方法を普遍化すべく万全を尽くしておりますが、万一、本書の
  記載内容によって不測の事故などが起こった場合、著者、出版社は、その責を負いか
  ねますことをご了承ください。
- 本書に記載している薬剤・医療機器等の情報は、2022年12月現在のものです。薬剤・
  医療機器等の使用にあたっては、個々の添付文書を参照し、適応・用量等は常にご確
  認ください。

早引き！ 波形目次

本書に掲載されている波形を緊急度の高い順に並べました。

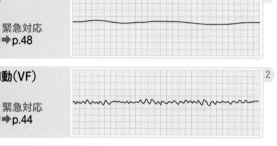
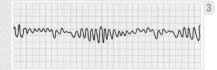
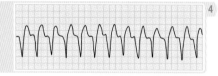
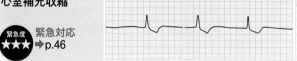

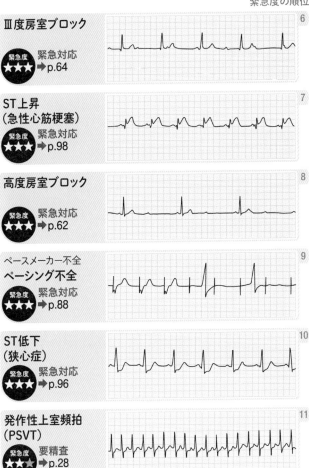

Ⅲ度房室ブロック

緊急度 ★★★ 緊急対応 ➡p.64

6

ST上昇
（急性心筋梗塞）

緊急度 ★★★ 緊急対応 ➡p.98

7

高度房室ブロック

緊急度 ★★★ 緊急対応 ➡p.62

8

ペースメーカー不全
ペーシング不全

緊急度 ★★★ 緊急対応 ➡p.88

9

ST低下
（狭心症）

緊急度 ★★★ 緊急対応 ➡p.96

10

発作性上室頻拍
（PSVT）

緊急度 ★★★ 要精査 ➡p.28

11

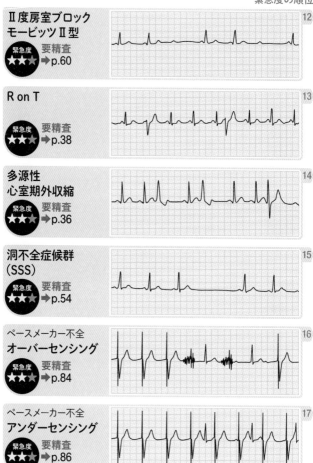

II度房室ブロック
モービッツII型

緊急度
★★★ 要精査 ➡p.60

12

R on T

緊急度
★★★ 要精査 ➡p.38

13

多源性
心室期外収縮

緊急度
★★★ 要精査 ➡p.36

14

洞不全症候群
（SSS）

緊急度
★★★ 要精査 ➡p.54

15

ペースメーカー不全
オーバーセンシング

緊急度
★★★ 要精査 ➡p.84

16

ペースメーカー不全
アンダーセンシング

緊急度
★★★ 要精査 ➡p.86

17

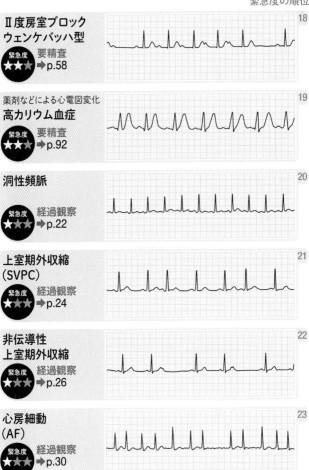

Ⅱ度房室ブロック
ウェンケバッハ型
緊急度 ★★★ 要精査 ➡p.58
18

薬剤などによる心電図変化
高カリウム血症
緊急度 ★★★ 要精査 ➡p.92
19

洞性頻脈
緊急度 ★★★ 経過観察 ➡p.22
20

上室期外収縮
（SVPC）
緊急度 ★★★ 経過観察 ➡p.24
21

非伝導性
上室期外収縮
緊急度 ★★★ 経過観察 ➡p.26
22

心房細動
（AF）
緊急度 ★★★ 経過観察 ➡p.30
23

心房粗動
（AFL）

緊急度
★★★
経過観察
➡p.32

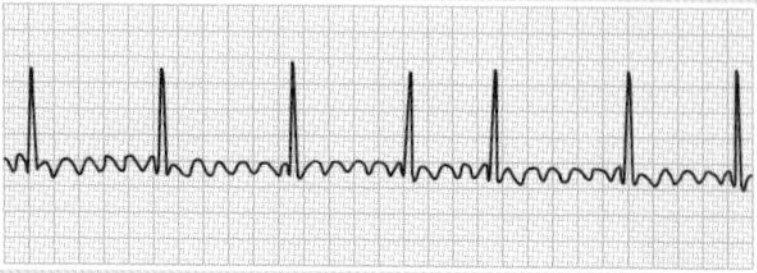

24

心室期外収縮
（PVC）

緊急度
★★★
経過観察
➡p.34

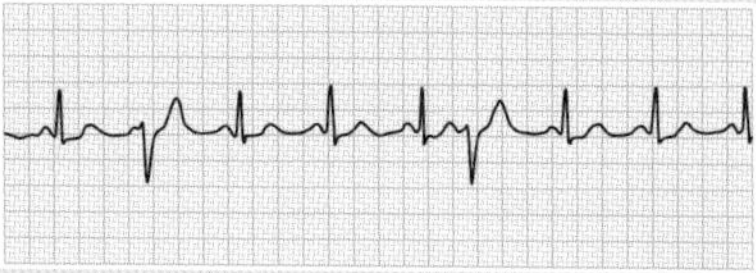

25

洞性徐脈

緊急度
★★★
経過観察
➡p.50

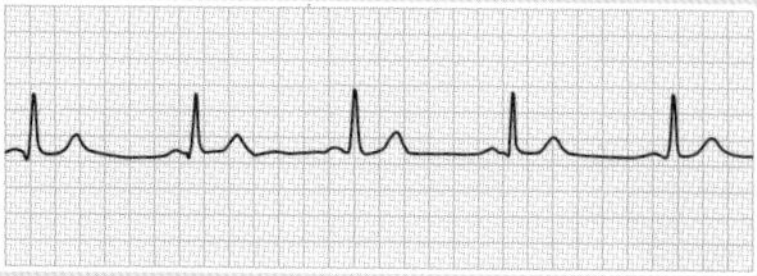

26

Ⅰ度房室ブロック

緊急度
★★★
経過観察
➡p.56

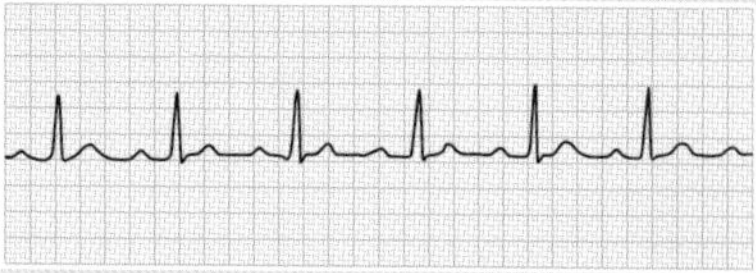

27

左脚ブロック
（LBBB）

緊急度
★★★
経過観察
➡p.68

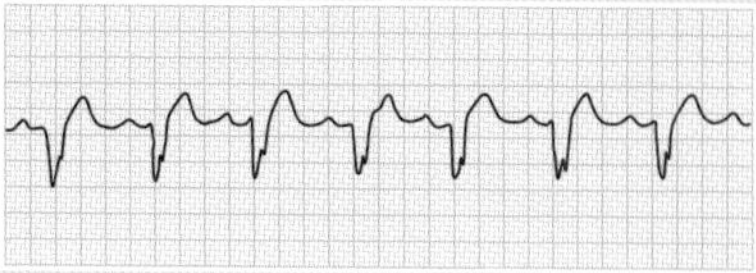

28

ブルガダ型心電図

緊急度
★★★
経過観察
➡p.72

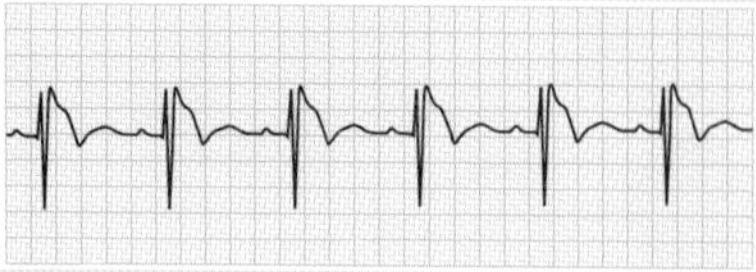

29

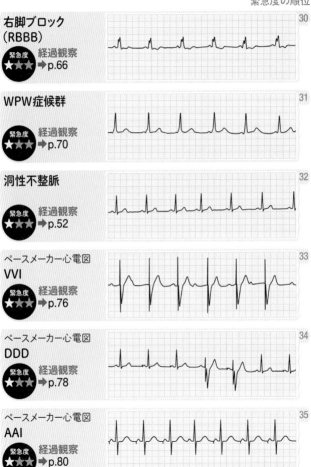

右脚ブロック
（RBBB）

緊急度 ★★★ 経過観察 ➡p.66

30

WPW症候群

緊急度 ★★★ 経過観察 ➡p.70

31

洞性不整脈

緊急度 ★★★ 経過観察 ➡p.52

32

ペースメーカー心電図
VVI

緊急度 ★★★ 経過観察 ➡p.76

33

ペースメーカー心電図
DDD

緊急度 ★★★ 経過観察 ➡p.78

34

ペースメーカー心電図
AAI

緊急度 ★★★ 経過観察 ➡p.80

35

ペースメーカー心電図
VDD

緊急度 ★★★ 経過観察 ➡p.82

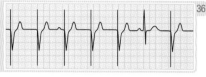

薬剤などによる心電図変化
ジギタリス

緊急度 ★★★ 経過観察 ➡p.90

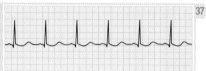

薬剤などによる心電図変化
低カリウム血症

緊急度 ★★★ 経過観察 ➡p.94

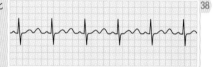

異常Q波
（陳旧性心筋梗塞）

緊急度 ★★★ 経過観察 ➡p.100

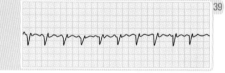

アーチファクト
電極のつけ間違い

緊急度 ★★★ 経過観察 ➡p.102

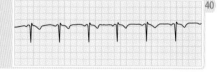

アーチファクト
電極コードのはずれ

緊急度 ★★★ 経過観察 ➡p.103

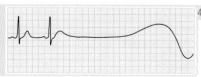

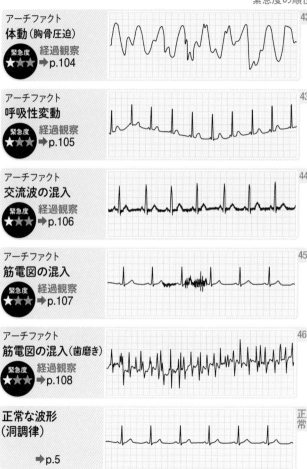

アーチファクト
体動（胸骨圧迫）

緊急度 ★☆☆ 経過観察 ➡p.104

42

アーチファクト
呼吸性変動

緊急度 ★☆☆ 経過観察 ➡p.105

43

アーチファクト
交流波の混入

緊急度 ★☆☆ 経過観察 ➡p.106

44

アーチファクト
筋電図の混入

緊急度 ★☆☆ 経過観察 ➡p.107

45

アーチファクト
筋電図の混入（歯磨き）

緊急度 ★☆☆ 経過観察 ➡p.108

46

正常な波形
（洞調律）

➡p.5

正常

本書の特徴

　患者さんの観察・治療に欠かせない心電図波形の読みかたが、ひとめでわかります。

● PART1では誘導法をはじめとする心電図の基礎知識をまとめています。

● PART2では臨床上、特に重要な46波形を取り上げ、波形の特徴・読み方のコツ、対応などを示しました。

● PART3では不整脈への緊急時対応、アラームへの対応などを解説しています。

PART2の構成

左頁に示した波形の見方を、右頁でわかりやすく解説。	不整脈の緊急度を3段階に分けて示す。 ★が多いほど緊急度が高い。 ★★★：緊急対応、★★：要精査、★：経過観察

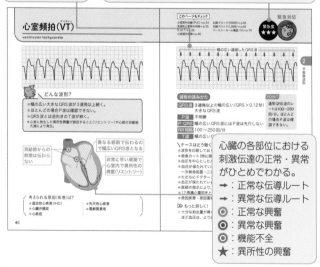

心臓の各部位における刺激伝達の正常・異常がひとめでわかる。

→：正常な伝導ルート
→：異常な伝導ルート
◎：正常な興奮
◎：異常な興奮
◎：機能不全
★：異所性の興奮

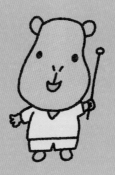

≈わかる!≈

モニター 心電図の基本

心電図モニターの種類

※写真は例

モニター心電計
（主に一般病棟で使用）

（生体情報モニタ DS-1800）

モニター心電計
（主にICUで使用）

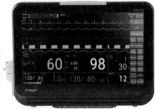

（生体情報モニタ DS-1200）

12誘導心電計

記録紙レコーダー ─── ─── 操作パネル

（心電図検査装置 FCP-9800）

モニタ機能付き除細動装置

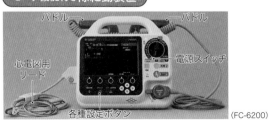

パドル ─── ─── パドル

心電図用リード

電源スイッチ

各種設定ボタン

（FC-6200）

画像提供：フクダ電子株式会社

波形が現れるしくみ

電気刺激の伝わりかた

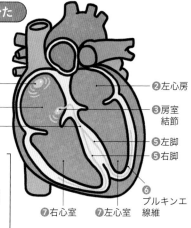

- ❶洞結節
- ❷右心房
- ❹ヒス(His)束
- ❷左心房
- ❸房室結節
- ❺左脚
- ❺右脚
- ❻プルキンエ線維
- ❼右心室
- ❼左心室

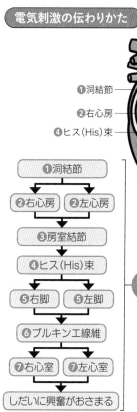

- ❶洞結節
- ❷右心房 / ❷左心房
- ❸房室結節
- ❹ヒス(His)束
- ❺右脚 / ❺左脚
- ❻プルキンエ線維
- ❼右心室 / ❼左心室
- しだいに興奮がおさまる

1拍

心臓では、❶〜❼の順に電気刺激が伝わっていく。心電図波形は、心臓の状態(電気刺激の伝わりかた)を患者に装着した電極を通じてモニター上に現したものである。

波形の基本

心電図波形は、心臓から発せられる微弱な電気刺激を2方向からとらえ、その電位差（電圧の差）を形に現したもので、主にP波、QRS波、T波からなる。

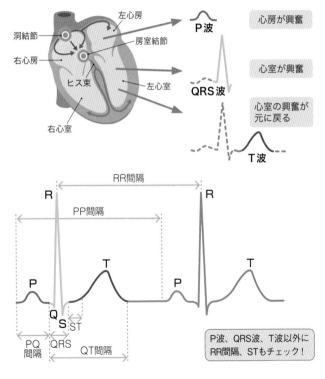

左心房

洞結節

右心房

房室結節

ヒス束

左心室

右心室

P波 — 心房が興奮

QRS波 — 心室が興奮

T波 — 心室の興奮が元に戻る

RR間隔

PP間隔

R

P

T

Q S ST

PQ間隔

QRS

QT間隔

P波、QRS波、T波以外にRR間隔、STもチェック！

4

正常な波形（洞調律）

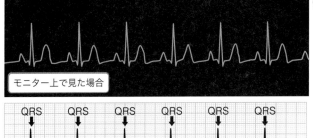

モニター上で見た場合

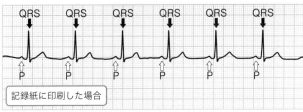

記録紙に印刷した場合

洞結節が規則的に発火して心臓におけるペースメーカーとしての役割を正常に果たし、心臓が規則正しいリズムで収縮している状態の基本波形を、洞調律という。

波形の読みかた （方眼紙の見かた⇒p.7）

QRS波 幅は狭く、形は正常。
QRS＜0.12秒
［＜3mm］

P波 0.08～0.11秒
［2～2.7mm］

P:QRS 1：1で対応

PP間隔 整［60～100回/分］

RR間隔 整［60～100回/分］

PQ間隔 0.12≦PQ≦0.20（秒）
［3～5mm］

ST 0.05～0.15秒
［1.2～3.7mm］

QT間隔 0.34≦QTc［補正QT間隔］≦0.40（秒）
［8.5～10mm］

画面で見る心電図の正常・異常

正常心電図の画面

1 心電図・脈波・呼吸パターンを同時に示すタイプ

心電図波形（洞調律）　　　　脈波　　　SpO₂　心拍数

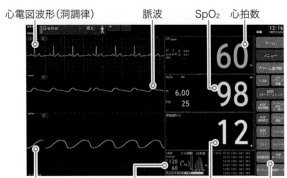

呼吸パターン　血圧（非観血的測定の値）　呼吸数　各種設定パネル

脈波と呼吸パターンの回数・波形の高さは、心電図波形と同様の動き（同期）を示す。

心拍数 （HR：heart rate）	頻脈：100回/分以上、徐脈：50回/分以下
SpO₂ （経皮的動脈血酸素飽和度）	正常：90〜100%
呼吸数	正常（成人、安静時）：12〜18回/分
血圧	正常血圧（非観血的測定時）： 収縮期血圧＜130mmHg かつ 拡張期血圧＜85mmHg（日本高血圧学会）

② 1に加えて血圧波形も示すタイプ

心電図波形（洞調律）　血圧波形＊　血圧（観血的測定の値）　心拍数

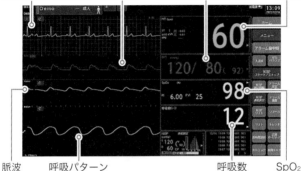

脈波　　　呼吸パターン　　　　　　　　　　呼吸数　　SpO₂

＊観血的測定を行っている場合、測定値だけではなく、波形も表示される。

血圧波形の回数・高さも、心電図波形と同期する。

画像提供：フクダ電子株式会社

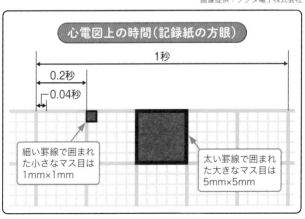

心電図上の時間（記録紙の方眼）

1秒

0.2秒

0.04秒

細い罫線で囲まれた小さなマス目は1mm×1mm

太い罫線で囲まれた大きなマス目は5mm×5mm

1 心室頻拍 (VT) 発生!

------- ここでVTが発生

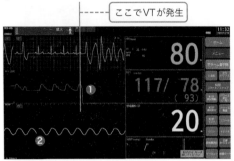

❶ 血圧は急激に低下し、測定不能。
❷ 呼吸は、まだ保たれている。

2 VT が心室細動 (VF) へ移行!

------- ここでVFに移行

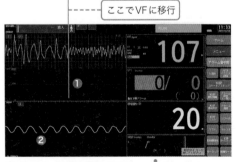

❶ 血圧は、測定不能のまま。
❷ 呼吸は、まだ保たれている。

③ VF持続!

> VFが持続

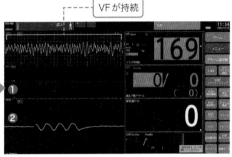

❶血圧は、測定不能のまま。
❷呼吸停止。

④ 除細動実施! 洞調律へ回復

> ここで除細動を実施

❶通常波形が出現。この後、徐々に洞調律に回復。
❷通常波形とともに、血圧波形も出現。
❸呼吸は、回復しつつある。

画像提供:フクダ電子株式会社

波形の読みかたの基本

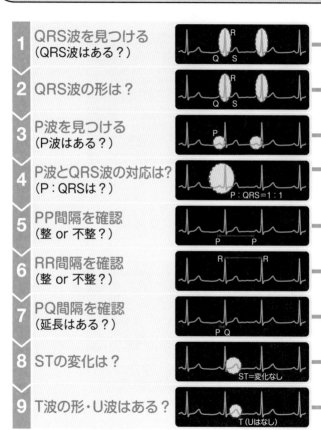

1 QRS波を見つける
（QRS波はある？）

2 QRS波の形は？

3 P波を見つける
（P波はある？）

4 P波とQRS波の対応は？
（P：QRSは？）

P：QRS＝1：1

5 PP間隔を確認
（整 or 不整？）

6 RR間隔を確認
（整 or 不整？）

7 PQ間隔を確認
（延長はある？）

8 STの変化は？

ST＝変化なし

9 T波の形・U波はある？

T（Uはなし）

※上記に示したのは洞調律の場合。

● QRS波なし
（よくわからない）　トルサード・ド・ポアント[Tdp] (p.42)、心室細動[VF] (p.44)、心静止 (p.48)

● 幅の広い
QRS波　心室期外収縮[PVC] (p.34, p.36, p.38)、心室頻拍[VT] (p.40)、心室補充収縮 (p.46)、脚ブロック (p.66, p.68)、ペースメーカー心電図 (p.76, p.78, p.82)

● デルタ波あり　WPW症候群 (p.70)

● 大きなQ波　陳旧性心筋梗塞[OMI] (p.100)

● P波なし
（よくわからない）　発作性上室頻拍[PSVT] (p.28)、心房細動[AF] (p.30)、心房粗動[AFL] (p.32)、心室頻拍[VT] (p.40)

● 1 : 1ではない　Ⅱ度以上の房室ブロック (p.58, p.60, p.62, p.64)

● PP間隔不整　上室期外収縮[SVPC] (p.24)、洞性不整脈 (p.52)、洞不全症候群[SSS] (p.54)

● RR間隔不整　上室期外収縮[SVPC] (p.24)、心室期外収縮[PVC] (p.34, p.36, p.38)、心房細動[AF] (p.30)、心房粗動[AFL] (p.32)、洞性不整脈 (p.52)、洞不全症候群[SSS] (p.54)、Ⅱ度以上の房室ブロック (p.58, p.60, p.62)

● PQ間隔延長　Ⅰ度房室ブロック (p.56)、ジギタリス (p.90)、高カリウム (p.92)

● ST低下　狭心症[AP] (p.96)
● ST上昇　ブルガダ型心電図 (p.72)、ジギタリス (p.90)、狭心症[AP] (p.96)、急性心筋梗塞[AMI] (p.98)

● 高いT波　高カリウム血症 (p.92)
● U波あり　低カリウム血症 (p.94)

その他：
● 形が正常　洞性頻拍 (p.22)、洞性徐脈 (p.50)

＊赤字は重複あり。枠内は主な特徴と代表的な不整脈の参照頁。

モニター心電図の代表的な誘導法

M₂誘導（Ⅱ誘導の波形に近似）

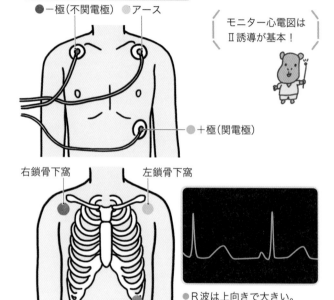

● 一極（不関電極）　● アース

モニター心電図は
Ⅱ誘導が基本！

● ＋極（関電極）

右鎖骨下窩　　　左鎖骨下窩

左前腋窩線上で最下肋骨上

● R波は上向きで大きい。
● P波が見やすい。

このほかの誘導は、モニター側でも誘導が変更できないとき、心筋梗塞などでSTの変化がわかりやすい誘導をモニターしたい場合に使用します。
例）M₁誘導：側壁梗塞、M₃誘導：下壁梗塞、
　　NASA誘導・MCL₁誘導：中隔梗塞など

M₁誘導（I誘導の波形に近似）

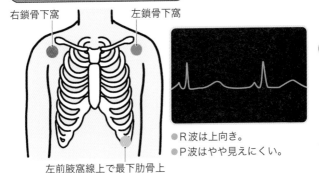

右鎖骨下窩 　　　　　左鎖骨下窩

左前腋窩線上で最下肋骨上

● R波は上向き。
● P波はやや見えにくい。

M₃誘導（Ⅲ、aV_F誘導の波形に近似）

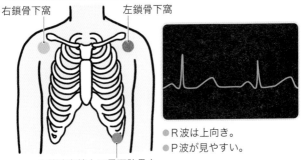

右鎖骨下窩 　　　　　左鎖骨下窩

左前腋窩線上で最下肋骨上

● R波は上向き。
● P波が見やすい。

NASA誘導（V₁・V₂誘導の波形に近似）

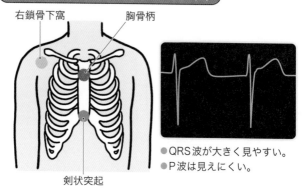

右鎖骨下窩　　胸骨柄

剣状突起

- QRS波が大きく見やすい。
- P波は見えにくい。

MCL₁誘導（V₁誘導の波形に近似）

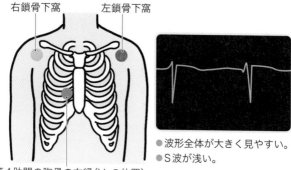

右鎖骨下窩　　左鎖骨下窩

第4肋間の胸骨の右縁（V₁の位置）

- 波形全体が大きく見やすい。
- S波が浅い。

CM₅誘導（V₅誘導の波形に近似）

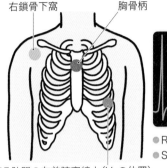

右鎖骨下窩　　　胸骨柄

第5肋間の左前腋窩線上（V₅の位置）

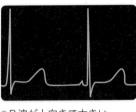

● R波が上向きで大きい。
● ST変化がわかりやすい。

きれいな波形をとるためのポイント

● アルコール綿で電極装着部位を拭き、皮脂をきれいに取り除く。
● 電極装着部位の体毛が濃い場合は、患者の許可を得て除毛する。
● 骨の上や呼吸の影響を受ける場所への装着は避ける。
● アースは、創傷がある場合は創傷を避けた位置に移動する。
● 発汗による剥がれ、皮膚障害の有無に注意する。

12誘導心電図の代表的な誘導法

12誘導心電図の分類

四肢誘導	標準肢誘導	Ⅰ誘導	左手−右手の電位差
		Ⅱ誘導	左足−右手の電位差
		Ⅲ誘導	左足−左手の電位差
	単極肢誘導	aV$_R$	左手＋左足の結合電極から見た右手の電位
		aV$_F$	右手＋左手の結合電極から見た左足の電位
		aV$_L$	右手＋左足の結合電極から見た左手の電位
単極胸部誘導		V$_1$ ●	第4肋間の胸骨右縁
		V$_2$ ●	第4肋間の胸骨左縁
		V$_3$ ●	V$_2$とV$_4$の結合線の中間
		V$_4$ ●	第5肋間の左鎖骨中線上
		V$_5$ ●	第5肋間の左前腋窩線上
		V$_6$ ●	第5肋間の左中腋窩線上

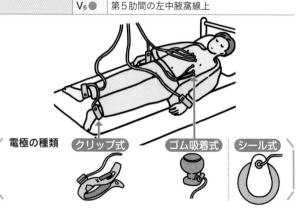

電極の種類　クリップ式　ゴム吸着式　シール式

単極胸部誘導・装着の手順

❶胸骨角に触れ、第2肋骨の位置を把握し、「第4肋間」を探す。

❷右の第4肋間に「V₁●」、左の第4肋間に「V₂●」を装着する。

❸第5肋間の、左鎖骨中線と交わる位置に「V₄●」を装着する。

❹「V₂●」と「V₄●」を結んだ線の中点に当たる位置に「V₃●」を装着する。

❺左前腋窩線と、「V₄●」から腋窩方向に向けた線が直角に交わる位置に「V₅●」を装着する。

❻「V₄●・V₅●」を結ぶ直線の延長線上で、左中腋窩線と直角に交わる位置に「V₆●」を装着する。

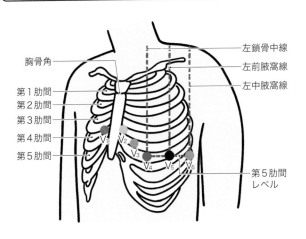

左鎖骨中線
左前腋窩線
左中腋窩線
胸骨角
第1肋間
第2肋間
第3肋間
第4肋間
第5肋間
V₁ V₂
V₃
V₄ V₅ V₆
第5肋間
レベル

1 四肢誘導

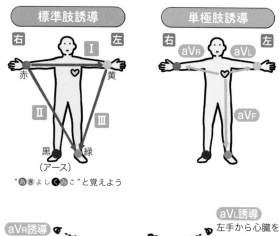

標準肢誘導

右　左

Ⅰ

赤　黄

Ⅱ　Ⅲ

黒　緑
（アース）

"あきょしくみこ"と覚えよう

単極肢誘導

右　左

aVR　aVL

aVF

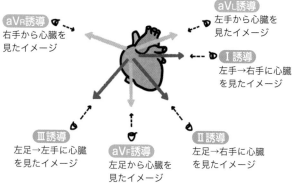

aVR誘導
右手から心臓を
見たイメージ

aVL誘導
左手から心臓を
見たイメージ

Ⅰ誘導
左手→右手に心臓
を見たイメージ

Ⅲ誘導
左足→左手に心臓
を見たイメージ

aVF誘導
左足から心臓を
見たイメージ

Ⅱ誘導
左足→右手に心臓
を見たイメージ

標準肢誘導	単極肢誘導

Ⅰ誘導

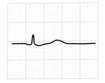

● 左手−右手の電位差。
● 左手＞右手のとき、上向き。

aVʀ誘導

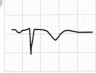

● 左手＋左足の結合電極から見た右手の電位。
● P波、QRS波、T波は下向き。

Ⅱ誘導

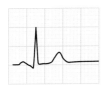

● 左足−右手の電位差。
● 左足＞右手のとき、上向き。

aVꜰ誘導

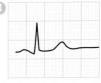

● 右手＋左手の結合電極から見た左足の電位。
● P波、QRS波、T波は上向き。

Ⅲ誘導

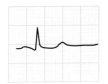

● 左足−左手の電位差。
● 左足＞左手のとき、上向き。

aVʟ誘導

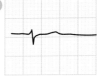

● 右手＋左足の結合電極から見た左手の電位。
● P波、QRS波、T波は主に上向き。

② 単極胸部誘導

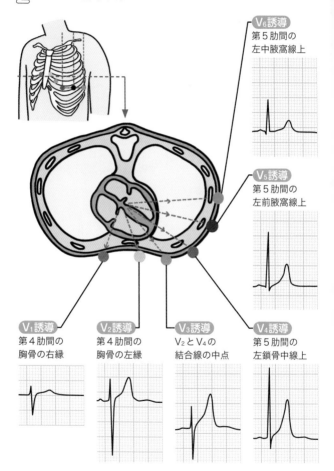

V6誘導
第5肋間の
左中腋窩線上

V5誘導
第5肋間の
左前腋窩線上

V1誘導
第4肋間の
胸骨の右縁

V2誘導
第4肋間の
胸骨の左縁

V3誘導
V2とV4の
結合線の中点

V4誘導
第5肋間の
左鎖骨中線上

PART

2

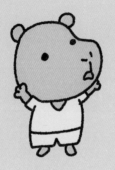

読める！

不整脈波形

洞性頻脈

sinus tachycardia

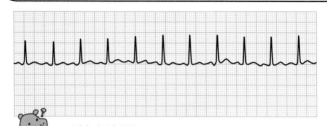

どんな波形?

- P波とQRS波が規則的に100回/分以上で出現。
- その他は、正常。

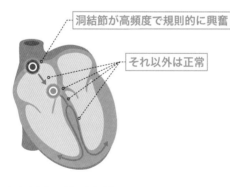

洞結節が高頻度で規則的に興奮

それ以外は正常

考えられる原因(疾患)は?

- 交感神経の亢進
- 虚血性心疾患(IHD)
- 心不全(HF)
- 肺塞栓(PE)
- 体重減少
- 貧血
- 甲状腺機能亢進症
- 発熱

このページもチェック
発作性上室頻拍(PSVT)⇒ p.28
心房細動(AF)⇒ p.30
心房粗動(AFL)⇒ p.32

経過観察

緊急度
★★★

2

不整脈波形

QRS

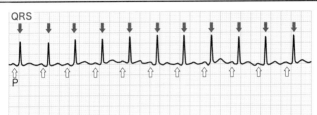

P

波形の読みかた

QRS波 幅は狭く(QRS < 0.12秒)、形は正常

PP間隔 短縮・整(≧100回/分)

RR間隔 短縮・整(≧100回/分)

POINT

RR間隔は短いが、形は正常。

\ **ナースはどう動く?** /

● 波形を印刷しておく。

● 不安、痛み、恐怖、発熱、運動、緊張などの有無をチェック。

● 原因疾患・原因薬物・既往の有無をチェック(問診・カルテ確認)。

● 血圧を中心としたバイタルサインのチェック。

● **緊急の問題がなければ確認後にドクターコール**し、経過観察。

● P波がはっきりしない場合は、鑑別のための12誘導心電図をとる。

● 安静、深呼吸などにより、交感神経の亢進の解除に努める。

● 必要時、**迷走神経刺激(バルサルバ法、頸動脈圧迫)を試みる**。ただし、高齢者など頸動脈の動脈硬化が疑われる場合は、頸動脈圧迫は避ける。

● 医師の指示により、鎮痛薬、解熱薬、循環器薬などの投与。

▷▷ **もっと詳しく!**

▶ ①水平または右上がりのST低下、②ST上昇、③T波の陰転化、④QRS波の変形がある場合、虚血性心疾患(IHD)の可能性が高いので、早急な対処を要する。

上室期外収縮（SVPC）

エスブイピーシー

supraventricular premature contraction

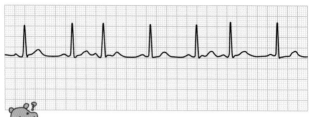

どんな波形?

- 予定されていた周期よりも早くP波が出現。
- P波に続いて、正常な形のQRS波が続く。
- 異常P波は、正常部分と形が異なることが多い。

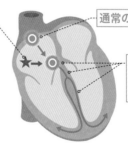

心房内および房室接合部付近で異所性の興奮

通常の興奮

それ以外は正常なのでQRSの形に変化なし

考えられる原因（疾患）は?

- 虚血性心疾患（IHD）
- 高血圧性心疾患
- 心臓弁膜症

- 先天性疾患
- 肺疾患
- 体重減少

- 甲状腺機能亢進症

このページもチェック

非伝導性上室期外収縮➡ p.26
発作性上室頻拍（PSVT）➡ p.28
心房細動（AF）➡ p.30
心房粗動（AFL）➡ p.32

経過観察

緊急度
★★★

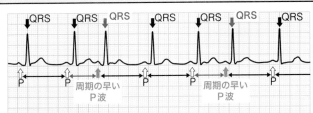

2
不整脈波形

波形の読みかた

QRS波 幅は狭く（QRS＜0.12秒）
形は正常

P波 大部分は正常、形の違う早い
周期のP波

PP間隔 不整（大部分は整）

RR間隔 不整（大部分は整）

POINT

異常P波は前の心拍の
T波と重なり、わかりに
くい場合がある。時に、
QRS波は変形あるいは
欠落（非伝導性上室期
外収縮）。

＼ナースはどう動く？／

● 波形を印刷しておく（特に新しく出現したときや頻度が増したとき）。
● 症状（動悸、息切れなど）の有無を確認、血圧を中心としたバイタルサインのチェック。
● 原因疾患・原因薬物・既往の有無をチェック（問診・カルテ確認）。
● 緊急の問題がなければ確認後にドクターコール。
● P波がはっきりしない場合は、鑑別のため12誘導心電図をとる。
● 低頻度（1〜2回/分）で変化がないものは経過観察。

▷▷ もっと詳しく！

▶ 多発するときは、上室頻拍（SVT）や心房細動（AF）に移行する危険性が高いので、注意を要する。

非伝導性上室期外収縮

nonconducted SVPC

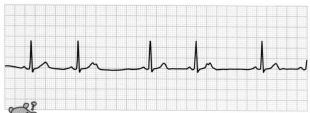

どんな波形?

- 予定されていた周期よりも早くP波が出現。
- P波に続くQRS波は一部欠落。
- 異常P波は、正常部分と形が異なることが多い。

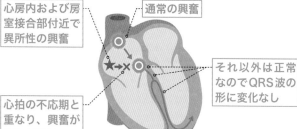

心房内および房室接合部付近で異所性の興奮

通常の興奮

それ以外は正常なのでQRS波の形に変化なし

心拍の不応期と重なり、興奮が伝わらない

考えられる原因(疾患)は?

- 虚血性心疾患(IHD)
- 高血圧性心疾患
- 心臓弁膜症
- 先天性疾患
- 肺疾患
- 体重の減少
- 甲状腺機能亢進症

このページもチェック

上室期外収縮（SVPC）⇒p.24　洞性不整脈⇒p.52
洞不全症候群（SSS）⇒p.54
Ⅱ度房室ブロック ウェンケバッハ型⇒p.58
Ⅱ度房室ブロック モービッツⅡ型⇒p.60
高度房室ブロック⇒p.62　Ⅲ度房室ブロック⇒p.64

経過観察

緊急度
★★★

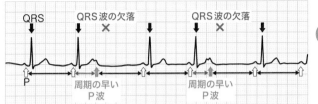

QRS　　　QRS波の欠落　　　QRS波の欠落
　　　　　　　　　✕　　　　　　　　✕

P　　　周期の早い　　　　周期の早い
　　　　　P波　　　　　　　　P波

波形の読みかた

QRS波 幅は狭く（QRS＜0.12秒）、形は正常、一部欠落

P波 大部分は正常、形の違う早い周期のP波

P：QRS ときどきQRS波が欠落

PP間隔 不整（大部分は整）

POINT

異常P波は前の心拍のT波と重なり、わかりにくい場合がある。

＼ナースはどう動く？／

● 波形を印刷しておく（特に新しく出現したときや頻度が増したとき）。
● 症状（動悸、息切れなど）の有無を確認、血圧を中心としたバイタルサインのチェック。
● 原因疾患・原因薬物・既往の有無をチェック（問診・カルテ確認）。
● 緊急の問題がなければ確認後にドクターコール。
● P波がはっきりしない場合は、鑑別のため12誘導心電図をとる。
● 低頻度（1～2回/分）で変化がないものは経過観察。

▷▷ もっと詳しく！

▷ 多発するときは上室頻拍（SVT）や心房細動（AF）に移行する危険性が高いので、注意を要する。

発作性上室頻拍（PSVT）

ピーエスブイティー

paroxysmal supraventricular tachycardia

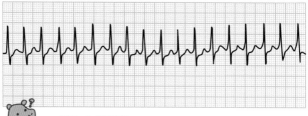

 どんな波形?

●正常なQRS波の形を呈する頻脈（150≦PP≦200回/分）。

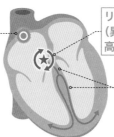

通常の興奮は
伝わらない

リエントリー
（異所性興奮が旋回して
高頻度に刺激を発生）

それ以外は正常
なのでQRS波の
形に変化なし

考えられる原因（疾患）は?

- ●虚血性心疾患（IHD）
- ●心筋症
- ●心臓手術後
- ●慢性心筋変性（アミロイドーシス、
  サルコイドーシス）
- ●薬剤（ジギタリス、アミノフィリン）

- ●WPW症候群
- ●低カリウム血症
- ●低マグネシウム血症
- ●低酸素血症
- ●高二酸化炭素血症

このページもチェック

心房細動（AF）➡ p.30
心房粗動（AFL）➡ p.32
心室頻拍（VT）➡ p.40

要精査

緊急度
★★★

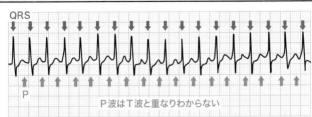

QRS

P波はT波と重なりわからない

P

波形の読みかた

QRS波	幅は狭く（QRS＜0.12秒）、形は正常
P波	異型、不明瞭であることが多い
PP間隔	短縮・整（150≦PP≦200回/分）
RR間隔	短縮・整（150≦RR≦200回/分）

POINT

P波は前の心拍のT波と重なり、わかりにくいことが多い。洞性頻脈と異なり、突然、発作的に起こり、また突然、消失することがある。

＼ナースはどう動く？／

- 波形を印刷しておく。
- 症状（動悸、息切れ、めまいなど）の有無を確認、血圧を中心としたバイタルサインのチェック。
- ただちにドクターコールし、救急カート・ルート確保の準備。
- 必要により（症状が強いときなど）、迷走神経刺激（バルサルバ法、頸動脈圧迫）を試みる。
- 原因疾患・原因薬物・既往の有無をチェック（問診・カルテ確認）。
- 12誘導心電図をとる。
- 心拍数の増加に伴う血圧低下、めまい（まれに意識消失）に注意する。

▷▷ もっと詳しく！

▶ ①自動能亢進による心房頻拍（AT）と房室接合部頻拍、②房室結節リエントリー性頻拍（AVNRT）、③房室リエントリー性頻拍（AVRT）、④心房内リエントリー性頻拍、⑤洞結節リエントリー性頻拍などがあるが、②と③の頻度が高い。

心房細動(AF)

エーエフ

atrial fibrillation

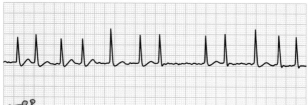

どんな波形?

- 小刻みに揺れる基線。
- QRS波は不規則に出現。
- P波が認められない。

通常の興奮は
判別不能

異所性興奮が
高頻度に発生

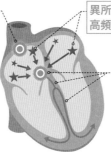

それ以外は正常
なのでQRS波の
形に変化なし

考えられる原因(疾患)は?

- 加齢
- 虚血性心疾患(IHD)
- 心臓弁膜症

- 心筋症
- 甲状腺機能亢進症
- 心膜炎

- 肺塞栓(PE)
- 心房中隔欠損症(ASD)
- 電解質異常

このページもチェック

心房粗動(AFL)⇒ p.32
洞性不整脈⇒ p.52

経過観察

緊急度
★★★

不規則な間隔のQRS波

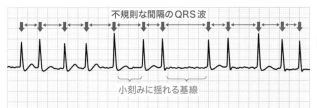

小刻みに揺れる基線

波形の読みかた

QRS波	幅は狭く(QRS < 0.12秒)、形は正常
P波	なし、小刻みに揺れる基線
RR間隔	不整
T波	不明瞭、異型、正常など、さまざま

POINT

本来は頻脈(120〜200回/分)を示すが、脚ブロックなどを生じると房室伝導障害により60回/分以下の心拍数を示すことがある。

＼ナースはどう動く?／

● 波形を印刷しておく(特に新しく出現したとき)。
● 症状(動悸、息切れなど)の有無を確認、血圧を中心としたバイタルサインのチェック。
● 原因疾患・原因薬物・既往の有無をチェック(問診・カルテ確認)。
● **緊急の問題がなければ確認後にドクターコール。**
● 新しく出現したときは12誘導心電図をとる。
● 慢性で変化がないものは、経過観察。

▷▷ もっと詳しく!

▶ 発作性心房細動の場合は、緊急度★★☆
　頻拍性心房細動の場合は、緊急度★★☆
　慢性徐脈性心房細動の場合は、緊急度★★☆

▶ 心原性脳梗塞の主要な原因疾患の1つ。非弁膜症性心房細動(NVAF:non-valvular atrial fibrillation)患者の脳梗塞発症率は平均5%/年であり、AFのない人に比べ2〜7倍高い。

心房粗動(AFL)

エーエフエル

atrial flutter

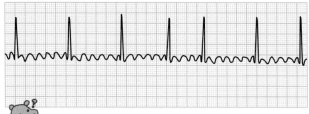

どんな波形?

- 非常に早い連続したP波により、基線が鋸歯状を示す(F波)。
- P波とQRS波はさまざまな伝導比で出現。

通常の興奮は
伝わらない

異所性の興奮が
旋回して高頻度
に刺激を発生
(リエントリー)

それ以外は正常
なのでQRS波の
形に変化なし

考えられる原因(疾患)は?

- 虚血性心疾患(IHD)
- 心臓弁膜症
- 高血圧性心疾患

- 心筋症
- 甲状腺機能亢進症
- 慢性閉塞性肺疾患(COPD)

このページもチェック

洞性頻脈⇒p.22
上室期外収縮(SVPC)⇒p.24
発作性上室頻拍(PSVT)⇒p.28
心房細動(AF)⇒p.30
心室頻拍(VT)⇒p.40

2

不整脈波形

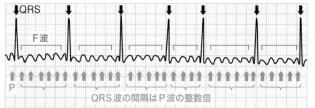

波形の読みかた

QRS波	幅は狭く(QRS＜0.12秒)、形は正常
P波	非常に早い連続したP波、鋸歯状の基線(F波)
P:QRS	さまざま。2:1以上であることが多い
PP間隔	短縮・整(≧240回/分)
T波	不明瞭、異型、正常など、さまざま

POINT

RR間隔は、PP間隔(鋸の歯の間隔)の倍数となる。

＼ナースはどう動く?／

● 波形を印刷しておく(特に新しく出現したとき)。
● 症状(動悸、息切れなど)の有無を確認、血圧を中心としたバイタルサインのチェック。
● 原因疾患・原因薬物・既往の有無をチェック(問診・カルテ確認)。
● 緊急の問題がなければ確認後にドクターコール。
● 新しく出現したときは12誘導心電図をとる。
● 必要により、迷走神経刺激(バルサルバ法、頸動脈圧迫)を試みる。
● 慢性で変化がないものは、経過観察。

▷▷ もっと詳しく!

▶ 発作性心房粗動の場合は、緊急度★★☆。
　頻拍性心房粗動の場合は、緊急度★★☆。
▶ QRS波は、P波に対しさまざまな伝導比で出現。2:1以上の頻度で伝導すると血圧の低下、胸痛、息切れなどが出現、長く続けば心不全(HF)となり危険。

心室期外収縮(PVC)

ビーブイシー

premature ventricular contraction

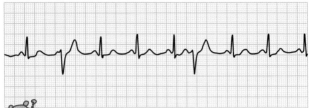

どんな波形?

- 予定されていた周期よりも早く幅の広い大きなQRS波が出現。
- 幅の広いQRS波にはP波は先行しない。
- QRS波とは逆向きのT波が続く。
- *その他のP波、QRS波、T波は、正常。

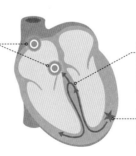

洞結節からの刺激は伝わらない

異なる経路で伝わるので幅広いQRS波となる

心室内で異所性の興奮

考えられる原因(疾患)は?

- 虚血性心疾患(IHD)
- 心臓弁膜症
- 心筋症
- 先天性心疾患
- 電解質異常

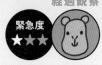
このページもチェック

多源性心室期外収縮➡ p.36　　右脚ブロック(RBBB)➡ p.66
R on T➡ p.38　　　　　　　　左脚ブロック(LBBB)➡ p.68
心室頻拍(VT)➡ p.40　　　　　ペースメーカー心電図 VVI➡ p.76
心室補充収縮➡ p.46

2
不整脈波形

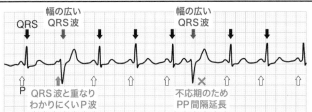

QRS　幅の広い QRS波　　　幅の広い QRS波

P　QRS波と重なり
わかりにくいP波

不応期のため
PP間隔延長

波形の読みかた

QRS波 幅の広い(QRS>0.12秒)大きなQRS波
P:QRS 幅の広いQRS波には、P波は先行しない
RR間隔 不整(大部分は整)
T波 幅の広いQRS波とは逆向きのT波が続く

POINT

P波がQRS波と重なり、わかりにくかったり欠落したりするので注意。

＼ナースはどう動く？／

● ①新たに出現、②数が増加、③3連発以上、④R on Tの場合は、波形を印刷しておく。
● 症状の有無を確認(安静時に動悸などの自覚症状が見られることが多い)、血圧を中心としたバイタルサインのチェック。
● 原因疾患・原因薬物・既往の有無をチェック(問診・カルテ確認)。
● **緊急の問題がなければ確認後にドクターコール。**
● 上記①～④の場合は、12誘導心電図をとる。
● 低頻度(1～2回/分)で、変化がないものは経過観察。

▷▷ もっと詳しく！

▶ R on T(➡ p.38)の場合は、緊急度★★★。3連発以上の場合は、緊急度★★☆。
▶ 単発かつ単源性であれば緊急性は低い。
▶ 自覚症状がない場合も多い。
▶ ローン分類(➡ p.135) Grade 4b(特に3連発以上)では、一過性の血圧低下などが起こりうる。
▶ ローン分類 Grade 5では、高率に心室細動(VF)・心室頻拍(VT)に移行。

多源性心室期外収縮

multifocal PVC

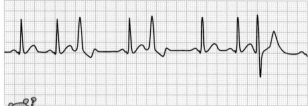

どんな波形?

● 予定されていた周期よりも早く幅の広い大きなQRS波が出現。
● 2種類以上のQRS波。
● 幅の広いQRS波にはP波は先行しない。
● QRS波とは逆向きのT波が続く。
＊その他のP波、QRS波、T波は、正常。

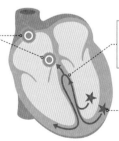

洞結節からの刺激は伝わらない

異なる経路で伝わるので形の違う幅広いQRS波となる

心室内で2か所以上の異所性の興奮

考えられる原因(疾患)は?

● 虚血性心疾患(IHD)
● 心臓弁膜症
● 心筋症
● 先天性心疾患
● 電解質異常

このページもチェック

心室期外収縮（PVC）➡ p.34　　右脚ブロック（RBBB）➡ p.66
R on T ➡ p.38　　　　　　　　左脚ブロック（LBBB）➡ p.68
心室頻拍（VT）➡ p.40　　　　　ペースメーカー心電図 VVI ➡ p.76
心室補充収縮➡ p.46

2

不整脈波形

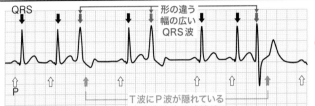

波形の読みかた

QRS波 2種類以上の幅の広い（QRS＞0.12秒）大きなQRS波

P：QRS 幅の広いQRS波にはP波は先行しない

RR間隔 不整（大部分は整）

T波 幅の広いQRS波とは逆向きのT波が続く

POINT

2種類以上の形の違う幅広いQRS波

＼ナースはどう動く？／

● 波形を印刷しておく。
● 症状の有無を確認、血圧を中心としたバイタルサインのチェック。
● ただちにドクターコールし、必要時（心筋梗塞後など）は救急カートを準備。
● 原因疾患・原因薬物の有無をチェック（問診・カルテ確認）。
● 12誘導心電図をとる。
● ローン分類（➡ p.135）、自覚症状などから緊急度を判断。

▷▷ もっと詳しく！

▶ R on Tの場合は、緊急度★★★。
▶ 単源性のものより予後が悪い（緊急度が高い）。
▶ 心筋梗塞後のものは、心室細動（VF）に移行する危険性があるので注意を要する。

R on T

アール　オン　ティー

R on T

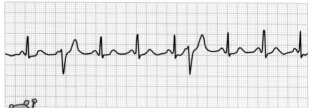

どんな波形?

- 予定されていた周期よりも早く幅の広い大きなQRS波が出現。
- QRS波は先行するT波に重なる。
- 幅の広い大きなQRS波に、P波は先行しない。
- QRS波とは逆向きのT波が続く。

＊その他のP波、QRS波、T波は、正常。

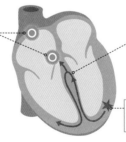

洞結節からの刺激は伝わらない

異なる経路で伝わるので幅広いQRS波となる

早い周期で心室内で異所性の興奮

考えられる原因(疾患)は?

- 虚血性心疾患(IHD)
- 心臓弁膜症
- 心筋症
- 先天性心疾患
- 電解質異常

このページもチェック

要精査

緊急度
★★★

心室期外収縮(PVC) ⇒ p.34
多源性心室外収縮 ⇒ p.36
心室頻拍(VT) ⇒ p.40
心室補充収縮 ⇒ p.46

右脚ブロック(RBBB) ⇒ p.66
左脚ブロック(LBBB) ⇒ p.68
ペースメーカー心電図 VVI ⇒ p.76

2

不整脈波形

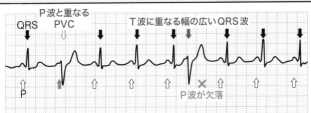

波形の読みかた

QRS波 先行のT波に重なる幅の広い
(QRS>0.12秒)QRS波

P:QRS 幅の広いQRS波にはP波は
先行しない

RR間隔 不整(大部分は整)

T波 幅の広いQRS波とは逆向き
のT波が続く

POINT

心室期外収縮(PVC)が先
行のT波の頂点の近くに
重なるような形で出現。
R(QRS波)がT波に乗っ
ているのでR on Tと呼ぶ。

＼ナースはどう動く?／

● 波形を印刷しておく。
● 症状の有無を確認、血圧を中心としたバイタルサインのチェック。
● ただちにドクターコールをするとともに、救急カートを準備。
● 原因疾患・原因薬物・既往の有無をチェック(問診・カルテ確認)。
● 12誘導心電図をとる。
● ローン分類(⇒ p.135) Grade 5に当たる。
● 発作時の対応は、心室頻拍(VT)に準じる(⇒ p.40)。

▷▷ もっと詳しく!

▶ T波の頂点の時期は心室筋の興奮性が亢進しているため(過常期)、心室
頻拍(VT)や心室細動(VF)を誘発しやすいので、厳重な経過観察と心室
期外収縮(PVC)に対する治療を要する。

心室頻拍(VT)

ventricular tachycardia

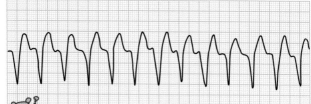

 どんな波形?

- 幅の広い大きなQRS波が3連発以上続く。
- ほとんどの場合P波は確認できない。
- QRS波とは逆向きのT波が続く。

*心室に発生した異所性興奮が旋回すること(リエントリー)や心筋の自動能 亢進により発生。

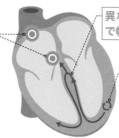

異なる経路で伝わるの で幅広いQRS波となる

洞結節からの 刺激は伝わら ない

非常に早い周期で 心室内で異所性の 興奮(リエントリー)

考えられる原因(疾患)は?

- 虚血性心疾患(IHD)
- 心臓弁膜症
- 心筋症
- 先天性心疾患
- 電解質異常

このページもチェック

心室期外収縮（PVC）⇒ p.34
多源性心室期外収縮⇒ p.36
R on T⇒ p.38
心室補充収縮⇒ p.46

右脚ブロック（RBBB）⇒ p.66
左脚ブロック（LBBB）⇒ p.68
ペースメーカー心電図 VVI⇒ p.76

緊急対応

緊急度
★★★

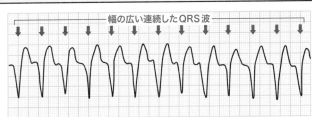

幅の広い連続したQRS波

2

不整脈波形

波形の読みかた

QRS波 3連発以上の幅の広い（QRS＞0.12秒）
大きなQRS波

P波 不明瞭

P:QRS 幅の広いQRS波にはP波は先行しない

RR間隔 100〜250回/分

T波 幅の広いQRS波とは逆向きのT波が続く

POINT

通常QRS波のレートは100〜250回/分。ほとんどの場合P波は確認できない。

＼ナースはどう動く？／

● 波形を印刷しておく。
● **救急カート（特に除細動）、ルート確保・気管挿管の準備。**
● 血圧を中心としたバイタルサインのチェック。
● **血圧が保たれていない場合：人を集め、ただちに救命処置（⇒ p.110）。
一次救命処置→二次救命処置。**
● **ただちにドクターコール。**
● 血圧が保たれている場合：医師の指示を仰ぐ（⇒ p.118）。
● 医師の指示により、リドカインやプロカインアミドを投与。
● 12誘導心電図をとる。
● 原因疾患・原因薬物・既往の有無をチェック（問診・カルテ確認）。

▷▷ もっと詳しく！

▶ 十分な拍出量が得られず血圧は低下することが多い。頻拍状態が著しいほど血圧は、より低下する傾向にある。

トルサード・ド・ポアント(Tdp)

ティーディービー

Torsades de pointes

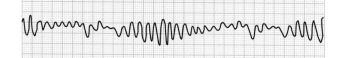

どんな波形?

- 一見、不規則な振動に見えるがQRS波である。
- 基線を軸としてねじれ回転するように幅の広いQRS波が周期的に変化。
- 通常、レートは100回/分以上。
- ＊QT間隔は延長(QTc ≧ 0.40秒)するが、判別は困難。

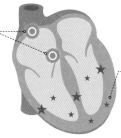

洞結節からの刺激は伝わらない

心室内で非常に早い周期で異なる強度の異所性の興奮

考えられる原因(疾患)は?

- 虚血性心疾患(IHD)
- 心筋炎
- 心筋症
- 電解質異常
- 薬剤性
- 遺伝性

このページもチェック

心室頻拍(VT)➡p.40
心室細動(VF)➡p.44
アーチファクト 体動(胸骨圧迫)➡p.104
アーチファクト 筋電図の混入(歯磨き)➡p.108

緊急対応

緊急度
★★★

2

不整脈波形

周期的に変化する幅の広い連続したQRS波

波形の読みかた

QRS波 連続した幅の広い(QRS>0.12秒)大きな
QRS波。波形は多形性で周期的に変化

P波 不明瞭

P:QRS 無関係

RR間隔 短縮・不整(≧100回/分)

POINT

ねじれ回転するように周期的に変化する幅の広い連続したQRS波

＼ナースはどう動く?／

● 波形を印刷しておく。
● 救急カート(特に除細動器・体外ペースメーカー)、ルート確保・気管挿管の準備。
● 血圧を中心としたバイタルサインのチェック。
● 血圧が保たれていない場合：人を集め、ただちに救命処置(➡p.110)。
　一次救命処置→二次救命処置。
● ただちにドクターコール。
● 血圧が保たれている場合：医師の指示を仰ぐ(タイプによっては治療法が異なる➡p.118)。
● 医師の指示により、マグネシウムやメキシレチンを投与。
● 12誘導心電図をとる。
● 原因疾患・原因薬物・既往の有無をチェック(問診・カルテ確認)。

▷▷ もっと詳しく!

▶ 血圧が保たれていてもその後低下したり心室細動(VF)に移行したりすることがあるので、監視・定期的なバイタルサインのチェックを続ける。

43

心室細動(VF)

ブイエフ

ventricular fibrillation

 どんな波形?

- 無秩序で不規則な基線の揺れ。
- P波、QRS波、T波は消失。
- 形・幅・大きさがまちまちの心室波形が、不規則に連続。

*比較的遅く(180～250回/分)周期的なものは心室粗動ともいうが、臨床的には心室細動と同等なのであまり用いられない。

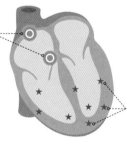

洞結節からの刺激は伝わらない

心室内で無秩序に異所性の興奮

考えられる原因(疾患)は?

- 虚血性心疾患(IHD)
- 心筋症
- 心臓弁膜症
- 先天性心疾患
- 電解質異常
- 遺伝性
- 心筋炎
- 薬剤性(抗不整脈薬)

このページもチェック

心室頻拍(VT)⇒p.40
トルサード・ド・ポアント(Tdp)⇒p.42
アーチファクト 体動(胸骨圧迫)⇒p.104
アーチファクト 筋電図の混入(歯磨き)⇒p.108

緊急対応

緊急度
★★★

2
不整脈波形

無秩序で不規則な基線の揺れ

波形の読みかた

QRS波 なし

P波 なし

POINT

無秩序で不規則な
基線の揺れでP波、
QRS波、T波のい
ずれもわからない。

＼ナースはどう動く?／

● 人を集め、ただちに救命処置(⇒p.110)。一次救命処置→二次救命処置。

● ただちにドクターコールするとともに、救急カート(特に除細動)、ルート確保・気管挿管の準備。

● 波形を印刷しておく。

● 血圧を中心としたバイタルサインのチェック。

● 医師の指示により、カテコラミン製剤を投与。

▷▷ もっと詳しく!

▶ 致死的不整脈の1つで、臨床上最も重要な不整脈である。心臓はけいれんのような小刻みな動きを繰り返すだけで、ポンプ機能はまったく消失し、実質上心停止の状態である。発症数秒後には意識が消失し、適切な処置が施されないと確実に死に至る。

心室補充収縮

ventricular escape beat

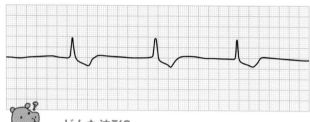

どんな波形?

- 幅の広いQRS波。
- 心室の自動能の固有リズム(15〜40回/分程度)。
* P波が見られることもあるが、あってもP波とQRS波は連動していないことが多い。

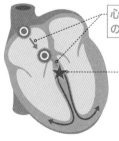

**心室より上の部位から
の刺激が伝わらない**

心室が固有のリズムで拍動

考えられる原因(疾患)は?

- 虚血性心疾患(IHD)
- 心臓弁膜症
- 先天性心疾患
- 心筋症
- 完全房室ブロックを起こす疾患
- 高度徐脈を起こす疾患

このページもチェック

心室頻拍(VT)⇒p.40
心静止⇒p.48
洞不全症候群(SSS)⇒p.54
ペースメーカー心電図 VVI⇒p.76

緊急度
★★★

2

不整脈波形

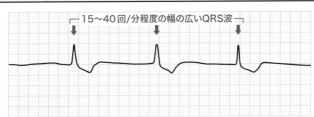

┌─15〜40回/分程度の幅の広いQRS波─┐

波形の読みかた

QRS波 幅の広い(QRS>0.12秒)QRS波

P波 ないことが多い

P:QRS 無関係

RR間隔 延長(15〜40回/分)、大部分は整

T波 幅の広いQRS波とは逆向きのT波が続く

POINT

心室固有リズム(15〜40回/分程度)の幅の広いQRS波

＼ナースはどう動く?／

● 波形を印刷しておく。

● 症状の有無を確認、血圧を中心としたバイタルサインのチェック。

● 血圧が保たれていない場合：人を集め、ただちに救命処置(⇒p.110)。
一次救命処置→二次救命処置。

● ただちにドクターコールするとともに、救急カート(特に除細動)、ルート確保・気管挿管の準備。

● 血圧が保たれている場合：医師の指示を仰ぐ(⇒p.118)。

● 12誘導心電図をとる。

● 原因疾患・原因薬物・既往の有無をチェック(問診・カルテ確認)。

▷▷ もっと詳しく!

▶ 心臓は、正常な刺激形成や伝導が失われても房室結節・ヒス束などが補助的ペースメーカーとしてはたらく。心室補充収縮は通常、洞結節から心室へ伝播される電気刺激が心室に伝播されず、心室が固有のリズムで自動的に拍動する状態で、補充収縮の連続した出現を補充調律という。

心静止

asystole

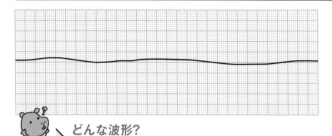

どんな波形?

● 平坦な1本の線(基線のみ)

* モニター心電図で、感度が低すぎた場合は、心室細動(VF)の波形と間違えることがあるので注意が必要である。

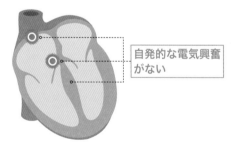

自発的な電気興奮がない

考えられる原因(疾患)は?

● 虚血性心疾患(IHD)
● 各種不整脈
● 心臓弁膜症
● その他のあらゆる疾患

このページもチェック

心室頻拍(VT)➡p.40
心室補充収縮➡p.46
洞不全症候群(SSS)➡p.54
ペースメーカー心電図 VVI➡p.76

緊急対応

緊急度
★★★

2

不整脈波形

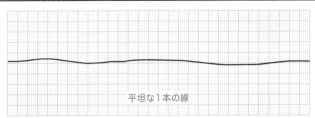

平坦な1本の線

波形の読みかた

QRS波	なし
P波	なし
T波	なし
U波	なし

POINT

平坦な1本の線
となる。

\ナースはどう動く?/

- 人を集め、ただちに救命処置(➡p.110)。一次救命処置→二次救命処置。
- ただちにドクターコールするとともに、救急カート(特に除細動)、ルート確保・気管挿管の準備。
- 波形を印刷しておく。
- 血圧を中心としたバイタルサインのチェック。
- 医師の指示により、カテコラミン製剤を投与。

▷▷ もっと詳しく!

- ▶ 心停止には、①心静止、②心室細動(VF)および無脈性心室頻拍、③電気収縮解離の3種類がある。このうち①と③は除細動の適応外である。
- ▶ 救命処置でVFとなった場合は除細動の適応となるので、準備が必要である。VFと区別がつかない場合は心肺蘇生(CPR)を行いながら除細動を行い、回復しうる不整脈でないことを確認する。

洞性徐脈

sinus bradycardia

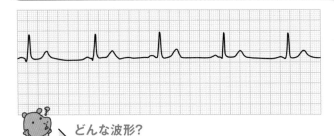

どんな波形?

- P波とQRS波は1:1の伝導比で、一定間隔でつながる。
- 頻度は60回/分以下。

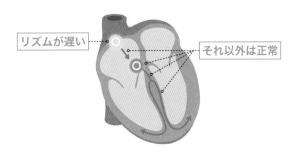

リズムが遅い

それ以外は正常

考えられる原因(疾患)は?

- 虚血性心疾患(IHD)
- 心臓弁膜症
- 先天性心疾患
- 心筋炎
- 心筋症
- サルコイドーシス
- スポーツ選手
- 迷走神経緊張状態
- 薬剤性(抗不整脈薬、ジギタリスなど)

このページもチェック

洞性不整脈⇒ p.52　　洞不全症候群(SSS)⇒ p.54
Ⅱ度房室ブロック ウェンケバッハ型⇒ p.58
Ⅱ度房室ブロック モービッツⅡ型⇒ p.60
高度房室ブロック⇒ p.62
Ⅲ度房室ブロック⇒ p.64

経過観察

緊急度
★★★

2

不整脈波形

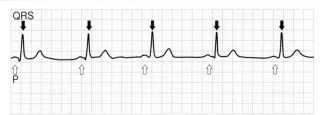

QRS

P

波形の読みかた

QRS波	幅は狭く(QRS < 0.12秒)、形は正常
P波	正常
P:QRS	1:1で対応
PP間隔	延長・整(≦60回/分)
RR間隔	延長・整(≦60回/分)

POINT

リズムが遅い
以外は、正常。

＼ナースはどう動く?／

● 波形を印刷しておく。
● 症状の有無を確認、血圧を中心としたバイタルサインのチェック。
● 血圧が保たれていない場合:人を集め、ただちに救命処置(⇒ p.110)。
　一次救命処置→二次救命処置。
● ただちにドクターコール。
● 血圧が保たれている場合:医師の指示を仰ぐ(⇒ p.118)。
● 原因疾患・原因薬物(ジギタリス、β遮断薬、カルシウム拮抗薬など)・
　既往の有無をチェック(問診・カルテ確認)。
● 鑑別のため、12誘導心電図をとる。
● 医師の指示により、アトロピンなどを投与。

▷▷ もっと詳しく!

▶ 健常人、特にスポーツ選手などでよく見られるが、症状がなければ病的
　意義はない。めまい、失神などの症状を伴う人は、ペースメーカー挿入
　などの治療が必要である。

洞性不整脈

sinus arrhythmia

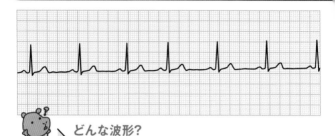

どんな波形?

- P波とQRS波は1:1の伝導比であるが、出現が不規則。

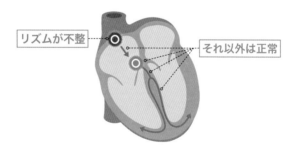

リズムが不整

それ以外は正常

考えられる原因(疾患)は?

- 若年(呼吸性)
- 自律神経疾患
- 虚血性心疾患(IHD)

- 薬剤性(抗不整脈薬、ジギタリスなど)

このページもチェック

上室期外収縮(SVPC)➡p.24　非伝導性上室期外収縮➡p.26
洞性徐脈➡p.50　洞不全症候群(SSS)➡p.54
II度房室ブロック ウェンケバッハ型➡p.58
II度房室ブロック モービッツII型➡p.60
高度房室ブロック➡p.62　III度房室ブロック➡p.64

経過観察

緊急度
★★★

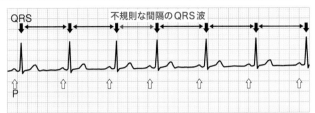

QRS　　　不規則な間隔のQRS波

P

2

不整脈波形

波形の読みかた

QRS波 幅は狭く(QRS<0.12秒)、形は正常
P波 正常
P:QRS 1:1で対応
PP間隔 不整(60〜100回/分)
RR間隔 不整(60〜100回/分)

POINT

リズムが不整な
以外は、正常。

＼ナースはどう動く?／

● 波形を印刷しておく(特に新しく出現したとき)。
● 症状の有無を確認、血圧を中心としたバイタルサインのチェック。
● 原因疾患・原因薬物・既往の有無をチェック(問診・カルテ確認)。
● 緊急の問題がなければ確認後にドクターコール。
● 鑑別のため、12誘導心電図をとる。
● 症状がないものは経過観察(基礎疾患がある場合は要注意)。

▷▷ もっと詳しく!

▶ 洞性不整脈は、「洞房結節で刺激が不規則に発生するため、P波の出現が
不規則になったもの」をいう。吸気時に速くなり、呼気時に遅くなるも
のは呼吸性不整脈といい、若年者(特に学童)に多く見られる生理的なも
のであるが、呼吸と関連のない洞性不整脈のなかには病的なものもある。
▶ 症状がない洞性不整脈は通常、治療の対象にならないが、基礎疾患があ
る場合はその治療が優先される。

洞不全症候群(SSS)

エスエスエス

sick sinus syndrome

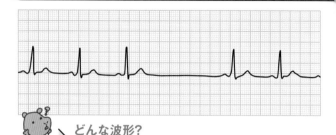

どんな波形?

- P波の頻度が少ない(50回/分以下)。
- それぞれの波形は、正常。
- P波のレートだけが遅いまたは消失。

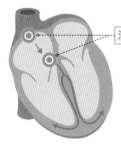

洞結節の興奮が伝わりにくい

考えられる原因(疾患)は?

- 虚血性心疾患(IHD)
- 心筋症
- 心筋炎
- 心膜炎
- 膠原病
- 加齢
- 迷走神経緊張状態
- 慢性心筋変性(アミロイドーシス、サルコイドーシスなど)
- 薬剤性(抗不整脈薬、ジギタリスなど)

このページもチェック

上室期外収縮(SVPC)⇒p.24　非伝導性上室期外収縮⇒p.26
洞性徐脈⇒p.50　洞性不整脈⇒p.52
Ⅱ度房室ブロック ウェンケバッハ型⇒p.58
Ⅱ度房室ブロック モービッツⅡ型⇒p.60
高度房室ブロック⇒p.62　Ⅲ度房室ブロック⇒p.64

要精査

緊急度
★★★

2
不整脈波形

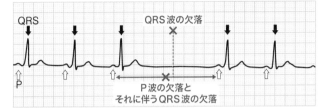

QRS

QRS波の欠落
×

P

P波の欠落と
それに伴うQRS波の欠落

波形の読みかた

QRS波 幅は狭く(QRS＜0.12秒)、形は正常
P波 一部消失、著しく少ない頻度(≦50回/分)、形は正常
P:QRS 1:1で対応
PP間隔 不整または延長・整(≦50回/分)
RR間隔 不整または延長・整(≦50回/分)

POINT

P波が欠落し、それに
伴うQRS波も欠落。

＼ナースはどう動く?／

● 波形を印刷しておく。
● 症状(失神・めまい)の有無を確認、血圧を中心としたバイタルサインの
　チェック。
● 原因疾患・原因薬物(β遮断薬、カルシウム拮抗薬など)・既往の有無を
　チェック(問診・カルテ確認)。
● ただちにドクターコールし、必要時は救急カートを準備。
● 鑑別のため、12誘導心電図をとる。
● 医師の指示により、アトロピンなどを投与。

▷▷ もっと詳しく!

▶ 失神、徐脈による心不全症状がある場合は、ペースメーカーの適応とな
　る。房室接合部や心室から補充収縮が現れたり、上室性の頻拍性不整脈
　(発作性心房細動、心房粗動[AFL]など)に続いて現れたりすることがあ
　る(徐脈頻脈症候群)。
▶ 3秒程度の心停止で上記のような症状をきたすことがあり、その場合は
　一般的にペースメーカーの適応となる。

I度房室ブロック

first degree atrioventricular (AV) block

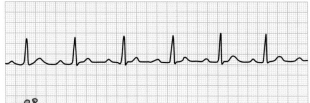

どんな波形?

- PQ間隔が0.20秒(心電図上で5mm)以上。
- P波の後に必ずQRS波がある。
- QRS波の形は正常。

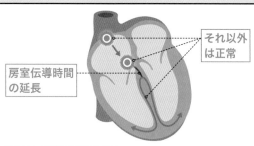

それ以外
は正常

房室伝導時間
の延長

考えられる原因(疾患)は?

- 虚血性心疾患(IHD)
- 先天性心疾患
- 心筋炎
- 心膜炎
- 慢性心筋変性(アミロイドーシス、サルコイドーシスなど)
- 薬剤性(ジギタリス、β遮断薬など)
- 迷走神経緊張状態
- スポーツ選手
- 加齢

このページもチェック

上室期外収縮(SVPC)➡p.24　非伝導性上室期外収縮➡p.26
洞性徐脈➡p.50　洞性不整脈➡p.52　洞不全症候群(SSS)➡p.54
Ⅱ度房室ブロック ウェンケバッハ型➡p.58
Ⅱ度房室ブロック モービッツⅡ型➡p.60
高度房室ブロック➡p.62　Ⅲ度房室ブロック➡p.64

経過観察

緊急度
★★★

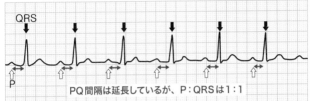

QRS

PQ間隔は延長しているが、P：QRSは1：1

P

2

不整脈波形

波形の読みかた

QRS波 幅は狭く(QRS＜0.12秒)、形は正常
P波 正常
P：QRS 1：1で対応
PP間隔 整(60〜100回/分)
RR間隔 整(60〜100回/分)
PQ間隔 延長(PQ≧0.20秒)

POINT

PQ間隔は延長しているが、P波の後に必ずQRS波がある。

＼ナースはどう動く?／

● 波形を印刷しておく。
● 症状の有無を確認、血圧を中心としたバイタルサインのチェック。
● 原因疾患・原因薬物(β遮断薬、カルシウム拮抗薬、ジギタリスなど)・既往の有無をチェック(問診・カルテ確認)。
● **緊急の問題がなければ確認後にドクターコール。**
● 鑑別のため、12誘導心電図をとる。
● 症状がないものは経過観察。

▷▷ もっと詳しく!

▶ Ⅰ度房室ブロックは、大部分は症状がなく、治療の必要もない。
▶ 失神などの症状がある場合、高度房室ブロックが隠れている危険性があるので、ホルター心電図などの精密検査が必要となる。
▶ 虚血性心疾患(IHD)などの基礎疾患が原因である場合は高度房室ブロックへ移行する恐れがあるので、注意して経過観察を行う。

II度房室ブロック ウェンケバッハ型

Wenckebach second degree atrioventricular (AV) block

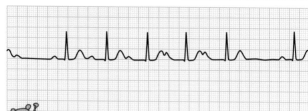

どんな波形?

- PQ間隔が徐々に延長し、ついにはQRS波が欠落。
- 同様の周期が、ほぼ規則的に繰り返される。

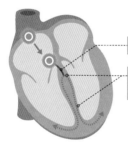

房室伝導時間が徐々に延長

房室伝導時間が長くなると伝わらない

考えられる原因(疾患)は?

- 虚血性心疾患(IHD)
- 心筋炎
- 心膜炎
- 迷走神経緊張状態
- 慢性心筋変性(アミロイドーシス、サルコイドーシスなど)
- 薬剤性(ジギタリス、β遮断薬など)
- スポーツ選手
- 加齢

このページもチェック

上室期外収縮(SVPC)⇒p.24　非伝導性上室期外収縮⇒p.26
洞性徐脈⇒p.50　洞性不整脈⇒p.52　洞不全症候群(SSS)⇒p.54
Ⅰ度房室ブロック⇒p.56　Ⅱ度房室ブロック モービッツⅡ型⇒p.60
高度房室ブロック⇒p.62　Ⅲ度房室ブロック⇒p.64

要精査

緊急度 ★★★

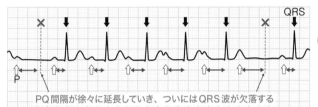

QRS

2

不整脈波形

↑ P

PQ間隔が徐々に延長していき、ついにはQRS波が欠落する

波形の読みかた

P:QRS 周期的にQRS波が欠落
RR間隔 延長・不整(60〜100回/分)
PQ間隔 徐々に延長(PQ≧0.20秒)

POINT

PQ間隔が徐々に
延長し、周期的に
QRS波が欠落。

＼ナースはどう動く?／

● 波形を印刷しておく。
● 症状の有無を確認、血圧を中心としたバイタルサインのチェック。
● 原因疾患・原因薬物(β遮断薬、カルシウム拮抗薬、ジギタリスなど)・
既往の有無をチェック(問診・カルテ確認)。
● **緊急の問題がなければ確認後にドクターコール。**
● 鑑別のため、12誘導心電図をとる。
● 症状がないものは経過観察(**基礎疾患のある場合は要注意**)。

▷▷ もっと詳しく!

▶ ウェンケバッハ型は、「PQ間隔が徐々に延長し、やがてQRS波が欠落
するという周期を繰り返す」もので、大部分は機能的で症状がなく、治
療の必要もない。
▶ 虚血性心疾患(IHD)などの基礎疾患が原因である場合は、高度房室ブロ
ックへ移行する危険性もあるので、注意しながら経過観察が必要となる。
▶ スポーツ選手や健常者の迷走神経(副交感神経)緊張状態が原因の場合
は、運動負荷やアトロピン投与で正常化する場合が多い。

Ⅱ度房室ブロック モービッツⅡ型

Mobitz typeⅡ second degree atrioventricular(AV) block

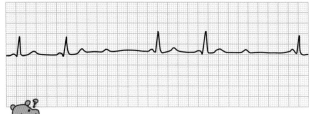

 どんな波形?

- PQ間隔が一定で、突然QRS波が欠落するという周期を繰り返す。
- ＊P：QRSは2：1などの伝導比になる（2つのP波に1つのQRS波）。

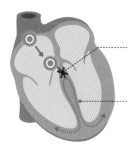

房室伝導が突然ブロック

ときどきQRS波が欠落

＊モービッツⅡ型の大部分は器質的な心疾患によるもので、より重度の房室ブロックへ進展する危険性が高い。

考えられる原因(疾患)は?

- 虚血性心疾患(IHD)
- 心筋炎
- 心膜炎
- 特発性伝導系細胞変性

- リウマチ熱
- 薬剤性(ジギタリス、β遮断薬など)
- 心臓手術後

このページもチェック

上室期外収縮(SVPC) ⇒ p.24　非伝導性上室期外収縮 ⇒ p.26
洞性徐脈 ⇒ p.50　洞性不整脈 ⇒ p.52
洞不全症候群(SSS) ⇒ p.54　I 度房室ブロック ⇒ p.56
II 度房室ブロック ウェンケバッハ型 ⇒ p.58
高度房室ブロック ⇒ p.62　III 度房室ブロック ⇒ p.64

要精査

緊急度
★★★

2

不整脈波形

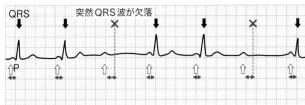

波形の読みかた

QRS波	幅は狭く(QRS<0.12秒)、形は正常
P波	正常
P:QRS	周期的にQRS波が欠落(2:1以下[例、3:2])
PP間隔	整(60〜100回/分)
RR間隔	延長・不整(60〜100回/分)
PQ間隔	QRS波が続く場合は正常(0.12≦PQ≦0.20秒)

POINT

周期的に突然QRS波が欠落する以外は、正常。

＼ナースはどう動く?／

● 波形を印刷しておく。
● 症状の有無を確認、血圧を中心としたバイタルサインのチェック。
● **血圧が保たれていない場合：人を集め、ただちに救命処置(⇒ p.110)。**
　一次救命処置→二次救命処置。
● ただちにドクターコール。
● 血圧が保たれている場合：医師の指示を仰ぐ(⇒ p.118)。
● 鑑別のため、12誘導心電図をとる。
● 医師の指示により、アトロピンなどを投与。
● **救急カート(緊急ペーシング、ルート確保・気管挿管)の準備。**
● 原因疾患・原因薬物・既往の有無をチェック(問診・カルテ確認)。

▷▷ もっと詳しく!

▶ 状況により緊急の体外式ペーシングが必要となり、ペースメーカー植え込みの適応である。

高度房室ブロック

advanced atrioventricular (AV) block

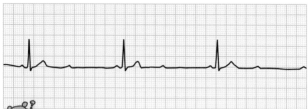

どんな波形?

- PQ間隔は一定で、突然QRS波が欠落するという周期を繰り返す。
- P波とQRS波は2:1より伝導比が低い（例：心室に伝導しないP波が2個以上連続→P：QRSが3：1など）。

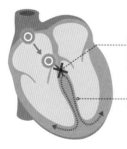

高頻度に房室伝導
が突然ブロック

高頻度にQRS波が欠落

＊徐脈の程度がひどいため症状を呈しやすく、
重症である。

考えられる原因(疾患)は?

- 虚血性心疾患(IHD)
- 心筋炎
- 心膜炎
- 特発性伝導系細胞変性

- リウマチ熱
- 薬剤性(ジギタリス、β遮断薬など)
- 心臓手術後

このページもチェック

上室期外収縮(SVPC)➡p.24　非伝導性上室期外収縮➡p.26
洞性徐脈➡p.50　洞性不整脈➡p.52
洞不全症候群(SSS)➡p.54　Ⅰ度房室ブロック➡p.56
Ⅱ度房室ブロック ウェンケバッハ型➡p.58
Ⅱ度房室ブロック モービッツⅡ型➡p.60　Ⅲ度房室ブロック➡p.64

緊急対応

緊急度
★★★

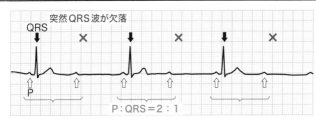

突然QRS波が欠落

QRS

×　　×

↓　　×

P

P：QRS＝2：1

2

不整脈波形

波形の読みかた

POINT

周期的に突然
QRS波が欠落。

QRS波 幅は狭く(QRS＜0.12秒)、形は正常

P波 正常

P：QRS 周期的にQRS波が欠落(2：1以上[3：1など])

PP間隔 整(60〜100回/分)

RR間隔 延長・不整(≦60回/分)

PQ間隔 QRS波が続く場合は正常(0.12≦PQ≦0.20秒)

＼ナースはどう動く？／

● 波形を印刷しておく。
● 症状の有無を確認、血圧を中心としたバイタルサインのチェック。
● **血圧が保たれていない場合：人を集め、ただちに救命処置(➡p.110)。**
　一次救命処置→二次救命処置。
● **ただちにドクターコール。**
● 血圧が保たれている場合：医師の指示を仰ぐ(➡p.118)。
● 鑑別のため、12誘導心電図をとる。
● 医師の指示により、アトロピンなどを投与。
● **救急カート(緊急ペーシング、ルート確保・気管挿管)の準備。**
● 原因疾患・原因薬物・既往の有無をチェック(問診・カルテ確認)。

▷▷ もっと詳しく！

▶ 緊急の体外式ペーシングが必要となる場合が多く、ペースメーカー植え
込みの適応である。

63

Ⅲ度房室ブロック（完全房室ブロック、CAVB）

シーエービービー

third degree atrioventricular(AV) block

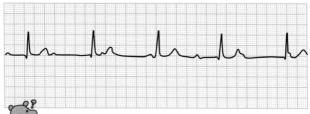

 どんな波形？

- P波とQRS波が無関係に出現（それぞれが独自のリズム）。
- ＊QRS波の幅は、狭い場合と広い場合がある。

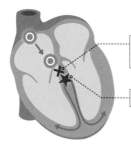

心房から心室へ興奮が
伝わらない

心室が固有のリズムで拍動

考えられる原因（疾患）は？

- 虚血性心疾患（IHD）
- 心筋炎
- 心膜炎
- 特発性伝導系細胞変性
- 心臓手術後
- 先天性心疾患

64

このページもチェック

上室期外収縮(SVPC)⇒p.24　非伝導性上室期外収縮⇒p.26
洞性徐脈⇒p.50　洞性不整脈⇒p.52
洞不全症候群(SSS)⇒p.54　Ⅰ度房室ブロック⇒p.56
Ⅱ度房室ブロック ウェンケバッハ型⇒p.58
Ⅱ度房室ブロック モービッツⅡ型⇒p.60　高度房室ブロック⇒p.62

緊急対応

緊急度
★★★

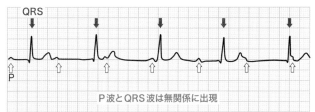

P波とQRS波は無関係に出現

2
不整脈波形

波形の読みかた

QRS波 幅の狭い場合と広い場合がある
P：QRS P波とQRS波は無関係に出現
RR間隔 延長(≦60回/分)
PQ間隔 不整

POINT

P波とQRS波は
無関係に出現。

＼ナースはどう動く？／

● 波形を印刷しておく。
● 症状の有無を確認、血圧を中心としたバイタルサインのチェック。
● **血圧が保たれていない場合：人を集め、ただちに救命処置(⇒p.110)。**
　一次救命処置→二次救命処置。
● **ただちにドクターコール。**
● 血圧が保たれている場合：医師の指示を仰ぐ(⇒p.118)。
● 鑑別のため、12誘導心電図をとる。
● 医師の指示により、アトロピンなどを投与。
● **救急カート(緊急ペーシング、ルート確保・気管挿管)の準備。**
● 原因疾患・原因薬物・既往の有無をチェック(問診・カルテ確認)。

▷▷ もっと詳しく！

▷ Ⅲ度房室ブロックは、心房から電気刺激が来ないため、心室は補充収縮
　により固有のリズムで拍動し、何とか血圧を維持している状態である。
　徐脈の程度がひどいため症状を呈しやすく、重症である。緊急の体外式
　ペーシングが必要となる場合が多く、ペースメーカー植え込みの適応で
　ある。

右脚ブロック（RBBB）
アールビービービー

right bundle branch block

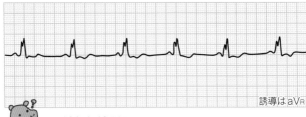

誘導はaVR

どんな波形?

- 洞調律であるが、V₁誘導でM型のrsR'パターン。
- I誘導、V₆誘導で、幅広いS波。
- QRS幅が0.12秒以上（完全右脚ブロック[CRBBB]）。
- ＊0.12秒未満の場合は、不完全右脚ブロック（ICRBBB）という。

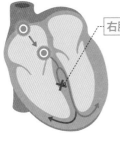

右脚で興奮が途切れる

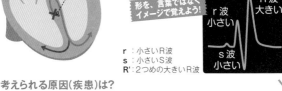

形を、言葉ではなく
イメージで覚えよう!

rsR'パターン

r波 小さい
R波 大きい
S波 小さい

r ：小さいR波
s ：小さいS波
R'：2つめの大きいR波

考えられる原因（疾患）は?

- 虚血性心疾患（IHD）
- 高血圧
- リウマチ性心疾患（RHD）
- 心臓手術後
- 肺性心
- 先天性心疾患

このページもチェック

心室期外収縮(PVC)➡ p.34
心室頻拍(VT)➡ p.40
心室補充収縮➡ p.46
左脚ブロック(LBBB)➡ p.68
ペースメーカー心電図 VVI➡ p.76

経過観察

緊急度
★★★

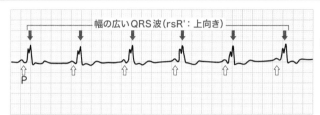

幅の広いQRS波(rsR':上向き)

P

2
不整脈波形

波形の読みかた

QRS波 幅は広く(QRS ≧ 0.12秒)、V₁誘導でrsR'パターン
Ⅰ・V₆誘導で幅の広いS波

P波 正常
P:QRS 1:1で対応
PP間隔 整(60〜100回/分)
RR間隔 整(60〜100回/分)

POINT

洞調律であるが
rsR'パターンの
幅の広いQRS波

ナースはどう動く?

● 波形を印刷しておく(特に新しく出現したとき)。
● 症状の有無を確認、血圧を中心としたバイタルサインのチェック。
● 原因疾患・原因薬物・既往の有無をチェック(問診・カルテ確認)。
● 緊急の問題がなければ確認後にドクターコール。
● Ⅱ誘導では判断が困難な場合もあるため、12誘導心電図をとる。
● 症状がないものは経過観察(基礎疾患のある場合は要注意)。

▷▷ もっと詳しく!

▶ 基本的にほとんどが治療不要であるが、基礎疾患がある場合は経過観察
を行う。特にRBBBが急に出現した場合や高度の左軸偏位を伴う場合
は注意する。心室へ伝導を伝える枝には右脚と左脚があり、左脚は前枝
と後枝をもつ。RBBBでは左脚2枝の状態が重要である。高度左軸偏位
を伴うRBBBは左脚前枝のブロックも合併しており、高率で完全房室
ブロックに移行する。

左脚ブロック（LBBB）

エルビービービー

left bundle branch block

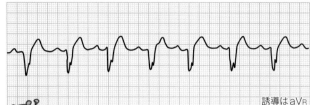

誘導はaVʀ

どんな波形?

- 洞調律であるが、V₁誘導ではR波が小さく全体として下向き（rSまたはQSパターン）。
- Ⅰ・V₆誘導では、R波の分裂を認め、Q波がない。
- QRS幅が0.12秒以上（完全左脚ブロック（CLBBB））。
- ＊0.12秒未満の場合は不完全左脚ブロック（ICLBBB）という。

左脚で興奮が途切れる

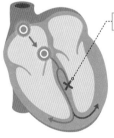

rSパターン

r波 小さい

S波 大きい

形を、言葉ではなく イメージで覚えよう!

r : 小さいR波
S : 大きいS波

考えられる原因（疾患）は?

- 虚血性心疾患（IHD）
- 高血圧
- 心筋症
- 心筋炎
- 加齢

このページもチェック

心室期外収縮(PVC) ➡ p.34
心室頻拍(VT) ➡ p.40
心室補充収縮 ➡ p.46
右脚ブロック(RBBB) ➡ p.66
ペースメーカー心電図 VVI ➡ p.76

経過観察

緊急度
★★★

2 不整脈波形

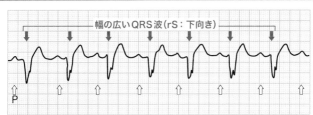

幅の広いQRS波(rS：下向き)

P

波形の読みかた

QRS波	幅は広く(QRS≧0.12秒)、V₁誘導でrSまたはQSパターン。Ⅰ・V₆誘導でR波の分裂
P波	正常
P:QRS	1：1で対応
PP間隔	整(60～100回/分)
RR間隔	整(60～100回/分)

POINT

洞調律であるがrSパターンの幅の広いQRS波

＼ナースはどう動く?／

● 波形を印刷しておく(特に新しく出現したとき)。
● 症状の有無を確認、血圧を中心としたバイタルサインのチェック。
● 原因疾患・原因薬物・既往の有無をチェック(問診・カルテ確認)。
● 緊急の問題がなければ確認後にドクターコール。
● 鑑別のため、12誘導心電図をとる。
● 症状がないものは経過観察(基礎疾患のある場合は要注意)。

▷▷ もっと詳しく!

▶ LBBBは、右脚ブロック(RBBB)と違って生理的に起こることはまれで虚血性心疾患(IHD)などの原因疾患によるものが多いので、基礎疾患の把握が重要である。特に急性に出現した場合は、心筋虚血など緊急性が高いことが多いので、ドクターコールと注意深いモニター管理が必要である。

WPW症候群

ダブリュー ピー ダブリュー

Wolff-Parkinson-White(WPW) syndrome

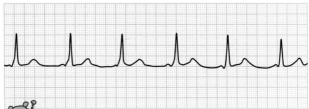

どんな波形?

- PQ間隔の短縮(0.12秒以下)
- デルタ(Δ)波を伴った幅の広いQRS波

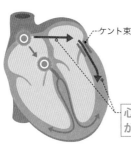

ケント束

心房から心室へ電気刺激
が早く伝わる

考えられる原因(疾患)は?

- エプスタイン奇形
- その他の先天異常
- 心筋症
- 虚血性心疾患(IHD)

『とにかく使える　モニター心電図』
愛読者アンケート
（200581）

★ご愛読ありがとうございました。今後の出版物の参考にさせていただきますので、アンケートにご協力ください。

●現在、看護師になって何年目ですか？
　1.1年目　2.2〜4年目　3.5年目以上

●本書はどのようにして購入されましたか？
　1. 書店で　2. インターネット書店で　3. 学会等の展示販売で
　4. その他（　　　　　　　　　　　　　　　　　　　　　　　　　　　　）

●本書を何でお知りになりましたか？(いくつでも)
　1. 書店で実物を見て　2. 病院・学校から紹介されて
　3. 友人・知人に紹介されて　4. 書店店員に紹介されて　5. チラシを見て
　6. エキスパートナース・プチナースの広告を見て　7.SNS で
　8. インターネットで調べて　9. その他（　　　　　　　　　　　　　　）

●本書をごらんになったご意見・ご感想をお聞かせください。
　表紙は（よい　悪い）定価は（高い　普通　安い）
　本の大きさは（ちょうどよい　小さすぎる）

●本書で役立った内容を具体的にお教えください。

●本書で足りなかった点、今後追加してほしい内容を具体的にお教えください。

●今後あなたが欲しいと思う本の内容・テーマは何ですか？

郵便はがき

料金受取人払郵便

小石川局承認

7624

差出有効期間
2025年4月
20日まで

（このはがきは、
切手をはらずに
ご投函ください）

112-8790

065

（受取人）

東京都文京区

小石川二丁目三-二三

照林社　書籍編集部行

||||||||||||||||||||||||||||||||||||||||||||||

□□□-□□□□　TEL　　－　　－

都道府県	市区郡	

（フリガナ）　　　　　　　　　　　　　　　　　　　　　　年齢

お名前　　　　　　　　　　　　　　　　　　　　　　　　　　歳

あなたは　　1.学生　2.看護師・准看護師　3.看護教員　4.その他（　　　　　）

学生の方　　1.大学　2.短大　3.専門学校　4.高等学校　5.その他（　　　　　）
　　　　　　1.レギュラーコース　2.進学コース　3.准看護師学校

臨床の方　　所属の病棟名（　　　　　　　　　　　　　　　　　　）病棟
　　　1.大学病院　2.国立病院　3.公的病院（日赤、済生会など）　4.民間病院（医療法人など）5.その他（　　　）

その他の所属の方　所属先　1.保健所　2.診療所　3.介護施設　4.その他（　　　　　）

今後、出版物（雑誌・書籍等）のご案内、企画に関係するアンケート、セミナー等の案
内を希望される方はE-mailアドレスをご記入ください。

E-mail

ご記入いただいた情報は厳重に管理し第三者に提供することはございません。

このページもチェック

発作性上室頻拍(PSVT)⇒p.28
心房細動(AF)⇒p.30

経過観察

緊急度
★★★

2

不整脈波形

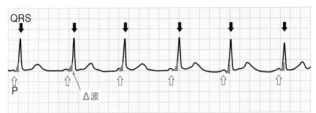

QRS

P

Δ波

波形の読みかた

QRS波 幅は広く(QRS > 0.12秒)、
デルタ(Δ)波を伴う

PQ間隔 短縮(PQ ≦ 0.12秒)

POINT

デルタ(Δ)波を伴った幅の広いQRS波

＼ナースはどう動く?／

● 波形を印刷しておく(特に新しく出現したとき)。
● 症状の有無を確認、血圧を中心としたバイタルサインのチェック。
● 原因疾患・原因薬物・既往の有無をチェック(問診・カルテ確認)。
● **緊急の問題がなければ確認後にドクターコール。**
● 鑑別のため、12誘導心電図をとる。
● 症状がないものは経過観察(基礎疾患のある場合は要注意)。
● 発作時の対応は、発作性上室頻拍(PSVT)に準じる(⇒p.28)。

▷▷ もっと詳しく!

▶ WPW症候群では、房室結節とケント束を一方向性に刺激が回るリエントリーと、心房細動(AF)、発作性上室頻拍(PSVT)などの頻脈発作をきたす。

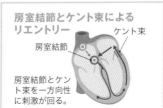

房室結節とケント束による
リエントリー

ケント束

房室結節

房室結節とケント束を一方向性に刺激が回る。

ブルガダ型心電図

Brugada type ECG

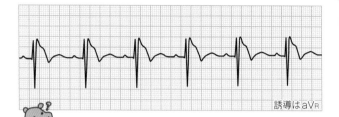

誘導はaV_R

どんな波形?

● V₁〜V₃誘導で、J波を伴う著明なST上昇

考えられる原因(疾患)は?

- ●ブルガダ症候群
  (遺伝的素因)
- ●心筋症
- ●虚血性心疾患(IHD)
- ●肺塞栓(PE)
- ●心筋炎
- ●高カルシウム血症
- ●高カリウム血症
- ●大動脈解離
- ●電気的除細動後
- ●スポーツ選手

---

coved型とsaddleback型

　J波によるST上昇は、coved(コブド)型とsaddleback(サドルバック)型に分けられる。

　J波とは、QRS波とSTの接合部(J点)に現れる切り込み型の波形を指す。J波のST上昇がcoved型のほうが、突然死をきたしやすいといわれる。

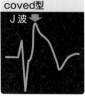

coved型
J波

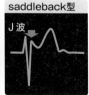

saddleback型
J波

このページもチェック
右脚ブロック(RBBB) ⇒ p.66
ST上昇⇒ p.98

緊急度
★★★

2
不整脈波形

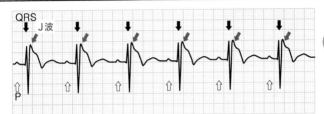

QRS
J波
P

波形の読みかた

QRS波 幅は正常(QRS＜0.12秒)
J波と合わせると右脚ブロック様

ST J波を伴うST上昇

POINT

V₁・V₂誘導ではJ波が高く、右脚ブロックのように見えることがある。

＼ナースはどう動く?／
● 波形を印刷しておく(特に新しく出現したとき)。
● 症状の有無を確認、血圧を中心としたバイタルサインのチェック。
● 原因疾患・原因薬物・既往の有無をチェック(問診・カルテ確認)。
● 鑑別のため、12誘導心電図をとる。
● 新しく出現したときは、ドクターコール。
● 症状がないものは経過観察(基礎疾患のある場合は要注意)。
● 発作時の対応は、心室細動(VF)に準じる(⇒ p.44)。

▷▷ もっと詳しく!

▶ **ブルガダ症候群**:30〜40歳代の男性(90%が男性)に見られる。重篤な不整脈のVFにより失神し、時に突然死に至る場合がある。特発性心室細動の他、特発性心房細動をきたす場合もある。突然死は夜間に多いとされる。遺伝子異常が認められる例があるが頻度は全症例の20%である。ICD(植込み型除細動器)の適応である。
▶ ブルガダ型心電図を示すものがすべてブルガダ症候群ではないことに注意する。また、右脚ブロック(RBBB)との鑑別が重要である。

ペースメーカーのモード

- ●ペースメーカーのモードは3文字または4文字のアルファベットで表される。
- ●前から順に、刺激(ペーシング)部位、感知(センシング)部位、反応様式を表し、4文字目はレートレスポンスの有無を表すが、ない場合は記載しない。

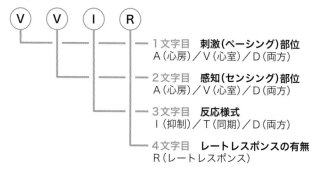

V V I R

――― 1文字目 **刺激(ペーシング)部位**
A(心房)／V(心室)／D(両方)

――― 2文字目 **感知(センシング)部位**
A(心房)／V(心室)／D(両方)

――― 3文字目 **反応様式**
I(抑制)／T(同期)／D(両方)

――― 4文字目 **レートレスポンスの有無**
R(レートレスポンス)

単純な組み合わせでは、54通りあるが、実際に使用されるのは、主に右記の4(Rの有無を入れると8)種類。

モード	刺激	感知	反応様式
VVI(R) ➡p.76	心室	心室	抑制
AAI(R) ➡p.80	心房	心房	抑制
VDD(R) ➡p.82	心室	両方	両方
DDD(R) ➡p.78	両方	両方	両方

反応様式

抑制:自己心拍を感知した場合は、ペーシングしない
同意:自己心拍に合わせて、ペーシングする

レートレスポンス

活動量に合わせて心拍数を調整する機能

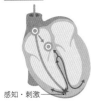

VVI

感知・刺激

- 心室で感知して、QRS波が出なければ心室で刺激する。
- **適応**：完全房室ブロック、洞不全症候群など基本的にはすべての不整脈に対応。

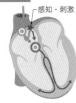

AAI

感知・刺激

- 心房で感知して、P波が出なければ心房で刺激する。
- **適応**：房室ブロックを伴わない洞不全症候群(SSS)。将来的に房室ブロックを伴うようになることも多いのであまり使われない。

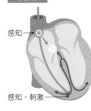

VDD

感知

感知・刺激

- 心房と心室で感知して、QRS波が出なければP波に合わせて心室で刺激する。
- P波もQRS波も出ないときは、設定した心拍数で刺激する。
- **適応**：完全房室ブロック、洞不全症候群(SSS)など基本的にはすべての不整脈に対応。

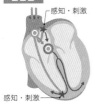

DDD

感知・刺激

感知・刺激

- 心房と心室で感知して、P波が出なければ心房、QRS波が出なければ心室で刺激する。
- もっとも生理的だがリードが2本必要となる。
- **適応**：完全房室ブロック、洞不全症候群(SSS)など基本的にはすべての不整脈に対応。

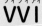

ペースメーカー心電図
VVI
ブイブイアイ

ventricle-ventricle-inhibit pacing

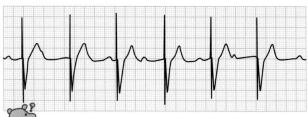

どんな波形?

● 規則的な周期で、ペーシングスパイクを伴う幅の広いQRS波。
● QRS波とは逆向きのT波が続く。
● P波とQRS波は無関係、またはP波が欠落。
＊ペーシングスパイクは小さくて見えない場合もある。

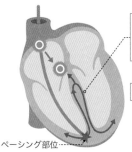

心室での刺激が
全体に伝わる
（PVCと同じ経路）

心室の興奮がなければ心室を刺激

ペーシング部位……

考えられる原因(疾患)は?

● 徐脈がまれにしか発生しない場合
● 心房細動(AF)に合併した徐脈(房室ブロック)

このページもチェック

心室期外収縮(PVC)➡p.34　　ペースメーカー心電図 DDD➡p.78
心室補収縮➡p.46　　　　　　ペースメーカー心電図 AAI➡p.80
右脚ブロック(RBBB)➡p.66　　ペースメーカー心電図 VDD➡p.82
左脚ブロック(LBBB)➡p.68

経過観察

緊急度
★★★

2

不整脈波形

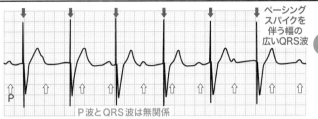

ペーシング
スパイクを
伴う幅の
広いQRS波

P

P波とQRS波は無関係

波形の読みかた

QRS波 幅は広く(QRS > 0.12秒)、
　　　　 ペーシングスパイクを伴う

P波 正常、または欠落

P:QRS 無関係

PP間隔 原疾患による

RR間隔 ペースメーカーの設定による(通常、70回/分)

POINT

ペーシングスパイクを
伴う幅の広いQRS波

＼ナースはどう動く?／

● 波形を印刷しておく(特に新しく出現したとき)。
● 症状の有無を確認、血圧を中心としたバイタルサインのチェック。
● 原因疾患・既往の有無をチェック(問診・カルテ確認)。
● 緊急の問題がなければ確認後にドクターコール。
● 鑑別のため、12誘導心電図をとる(新しく出現したとき)。
● 症状がないものは経過観察。

▷▷ もっと詳しく!

▶ ペーシングのスパイクが見えにくい場合もあるので、心室期外収縮
　(PVC)や心室頻拍(VT)との鑑別が重要である。

▶ **鑑別の方法**:ペースメーカーは通常、70回/分で設定されているので、
　心拍数がめやすになる。ペースメーカー植え込みの既往の確認が重要で
　ある。

ディーディーディー
DDD

double(dual)-double-double pacing

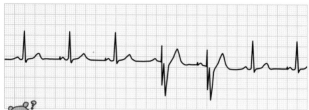

どんな波形?

- 規則的な周期で、ペーシングスパイクを伴うP波あるいは幅の広いQRS波
- P:QRSは1:1の伝導比、または P波が欠落。

*ペーシングスパイクは小さくて見えない場合がある。

洞結節の興奮がときどき伝わらない

心房での刺激が全体に伝わる(SVPCと同じ経路)

心室での刺激が全体に伝わる(PVCと同じ経路)

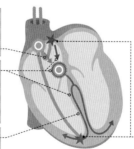

心房または／および心室でのペースメーカーの刺激による興奮が起こる。

心房の興奮がなければ心房を刺激
心室の興奮がなければ心室を刺激

—— ペーシング部位

考えられる原因(疾患)は?

- モービッツⅡ型以上の房室ブロック(⇒p.60)
- 洞不全症候群(SSS)
- その他:徐脈性不整脈

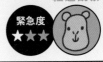
このページもチェック

上室期外収縮（SVPC）⇒p.24　　ペースメーカーのモード⇒p.74
心室期外収縮（PVC）⇒p.34　　　ペースメーカー心電図 VVI⇒p.76
心室補充収縮⇒p.46　　　　　　　ペースメーカー心電図 AAI⇒p.80
右脚ブロック（RBBB）⇒p.66　　ペースメーカー心電図 VDD⇒p.82
左脚ブロック（LBBB）⇒p.68

2

不整脈波形

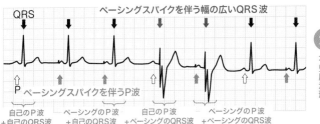

ペーシングスパイクを伴う幅の広いQRS波

QRS

P　ペーシングスパイクを伴うP波

自己のP波　　　　ペーシングのP波　　　自己のP波　　　　　ペーシングのP波
＋自己のQRS波　　＋自己のQRS波　　　＋ペーシングのQRS波　＋ペーシングのQRS波

波形の読みかた

QRS波 幅は狭く（QRS＜0.12秒）、形は正常。または**幅は広く（QRS＞0.12秒）、ペーシングスパイクを伴う**

P波 正常、またはペーシングスパイクを伴う、または欠落

P:QRS 原疾患による

PP間隔　RR間隔　PQ間隔

原疾患・ペースメーカーの設定による

POINT

ペーシングスパイクを伴うP波と幅の広いQRS波

＼ナースはどう動く？／

● 波形を印刷しておく（特に新しく出現したとき）。
● 症状の有無を確認、血圧を中心としたバイタルサインのチェック。
● 原因疾患・既往の有無をチェック（問診・カルテ確認）。
● **緊急の問題がなければ確認後にドクターコール。**
● 鑑別のため、12誘導心電図をとる（新しく出現したとき）。
● 症状がないものは経過観察。

▷▷ もっと詳しく！

▶「正常（自己のP波＋QRS波）」から、「ペーシングによるP波＋正常のQRS波」「ペーシングによるQRS波」「ペーシングのみでP波がない＋ペーシングによるQRS波」まで、あらゆる可能性がある。ペーシングスパイクが見えにくいことが多いので、注意深く観察する。

▶ ペースメーカー植え込みの既往の確認が重要である。

79

AAI
エーエーアイ

atrium-atrium-inhibit pacing

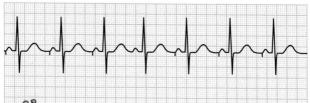

どんな波形?

- 規則的な周期で、ペーシングスパイクを伴うP波。
- P：QRSは1：1の伝導比。
- PQ間隔は正常。

*ペーシングスパイクは小さくて見えない場合が多い。

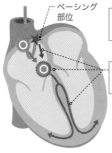

ペーシング部位

心房の興奮がなければ
心房を刺激

心房での刺激が全体に伝わる
（SVPCと同じ経路）

考えられる原因(疾患)は?
- 洞不全症候群(SSS)
- その他：徐脈性不整脈で房室伝導
  が正常のもの

このページもチェック
上室期外収縮（SVPC）⇒p.24
ペースメーカーのモード⇒p.74
ペースメーカー心電図 VVI⇒p.76
ペースメーカー心電図 DDD⇒p.78
ペースメーカー心電図 VDD⇒p.82

経過観察

緊急度
★★★

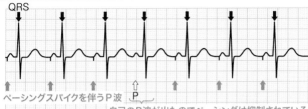

QRS

ペーシングスパイクを伴うP波

P

自己のP波が出たのでペーシングは抑制されている

2
不整脈波形

波形の読みかた

QRS波 幅は狭く（QRS＜0.12秒）、形は正常

P波 正常、またはペーシングスパイクを伴う

P:QRS 正常

PP間隔 **RR間隔** 原疾患・ペースメーカーの設定による

PQ間隔 正常（0.12≦PQ≦0.20秒）

POINT

ペーシング
スパイクを伴う
P波

＼ナースはどう動く？／

● 波形を印刷しておく（特に新しく出現したとき）。
● 症状の有無を確認、血圧を中心としたバイタルサインのチェック。
● 原因疾患・既往の有無をチェック（問診・カルテ確認）。
● **緊急の問題がなければ確認後にドクターコール。**
● 鑑別のため、12誘導心電図をとる（新しく出現したとき）。
● 症状がないものは経過観察。

▷▷ もっと詳しく！

▶ ペーシングスパイクが見えにくい場合もあるので、上室期外収縮（SVPC）やSSSとの鑑別が重要である。
▶ **鑑別の方法**：ペースメーカーは通常、70回/分で設定されているので、心拍数がめやすになる。
▶ ペースメーカー植え込みの既往の確認が重要である。

VDD

ブイディーディー

ventricle-double-double pacing

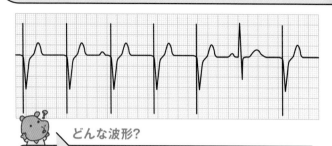

どんな波形?

- 自己のP波に合わせてペーシングスパイクを伴う幅の広い
  QRS波。
- QRS波とは逆向きのT波が続く。
- P：QRSは1：1の伝導比。

*ペーシングスパイクは小さくて見えない場合もある。

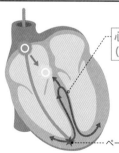

心室での刺激が全体に伝わる
（PVCと同じ経路）

心房の興奮がなければ
心室を刺激

ペーシング部位

考えられる原因（疾患）は？

- 洞結節の機能が正常な房室ブロック

*ペースメーカー植え込みの既往の確認が重要である。

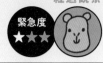

このページもチェック

心室期外収縮(PVC)⇒ p.34 　ペースメーカーのモード⇒ p.74
心室補充収縮⇒ p.46 　ペースメーカー心電図 VVI⇒ p.76
右脚ブロック(RBBB)⇒ p.66 　ペースメーカー心電図 DDD⇒ p.78
左脚ブロック(LBBB)⇒ p.68 　ペースメーカー心電図 AAI⇒ p.80

経過観察

緊急度
★★★

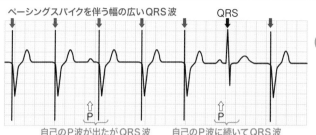

ペーシングスパイクを伴う幅の広いQRS波　　　QRS

自己のP波が出たがQRS波　　自己のP波に続いてQRS波
が出なかったのでペーシング　が出たのでペーシングは抑制

波形の読みかた

QRS波 幅は狭く(QRS＜0.12秒)、形は正常。
　　　　 または幅は広く(QRS＞0.12秒)、
　　　　 ペーシングスパイクを伴う

P波 正常　　**P:QRS** 原疾患による

PP間隔 **RR間隔** **PQ間隔** 原疾患・ペースメーカーの設定による

POINT

自己のP波に連動
したペーシングス
パイクを伴う幅の
広いQRS波

＼ナースはどう動く?／

- 波形を印刷しておく(特に新しく出現したとき)。
- 症状の有無を確認、血圧を中心としたバイタルサインのチェック。
- 原因疾患・既往の有無をチェック(問診・カルテ確認)。
- **緊急の問題がなければ確認後にドクターコール。**
- 鑑別のため、12誘導心電図をとる(新しく出現したとき)。
- 症状がないものは経過観察。

▷▷ もっと詳しく!

▶ ペーシングスパイクが見えにくい場合もあるので、脚ブロックや変行伝
　 導との鑑別が重要である。
▶ **鑑別の方法**:ペースメーカーは通常、70回/分で設定されているので、
　 心拍数がめやすになる。

オーバーセンシング

over sensing

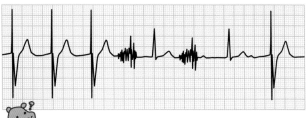

どんな波形?

- 本来出るべきところのペーシングスパイクが出現していない。

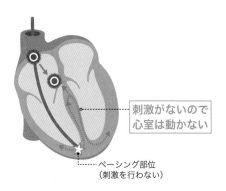

刺激がないので
心室は動かない

ペーシング部位
（刺激を行わない）

考えられる原因(疾患)は?

- 機器の異常
- 自己波形の形状の変化

このページもチェック

ペースメーカー心電図 VVI⇒p.76　ペースメーカー心電図 DDD⇒p.78
ペースメーカー心電図 AAI⇒p.80　ペースメーカー心電図 VDD⇒p.82
ペースメーカー不全 アンダーセンシング⇒p.86
ペースメーカー不全 ペーシング不全⇒p.88

要精査

緊急度
★★★

2

不整脈波形

ペーシングスパイクを伴う幅の広いQRS波

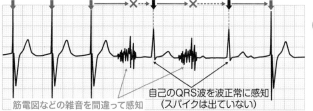

筋電図などの雑音を間違って感知

自己のQRS波を波正常に感知
（スパイクは出ていない）

波形の読みかた

● ペースメーカー植え込みの原因疾患およびペースメーカーの種類による。

POINT

本来出るべきところのペーシングスパイクが欠落。そのため、ペーシングスパイクを伴うP波や幅の広いQRS波も欠落。

＼ナースはどう動く?／

● 波形を印刷しておく（特に新しく出現したとき）。
● 症状の有無を確認、血圧を中心としたバイタルサインのチェック。
● 原因疾患・既往の有無をチェック（問診・カルテ確認）。
● ドクターコール（新しく出現したとき）。
● 鑑別のため、12誘導心電図をとる（新しく出現したとき）。
● 症状がないものは経過観察。
● ペースメーカーチェックの準備。

▷▷ もっと詳しく!

▶ 本来感知しなければならない波形（例：VVIならばQRS波）以外の波形（ノイズを含む）を感知してしまい、ペースメーカーが「自己心拍がある」と誤認し、刺激を行わない状態である。
▶ ペースメーカーのチェックを行う必要がある。

アンダーセンシング

under sensing

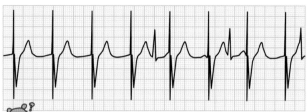

どんな波形?

● 本来休止すべきところで、ペーシングスパイクが出現している。

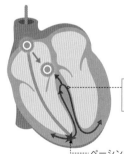

自己心拍とペーシング拍
が混在

ペーシング部位
(自己心拍が感知できない)

/ 考えられる原因(疾患)は? \
● 機器の異常
\ ● 自己波形の形状の変化 /

このページもチェック

ペースメーカー心電図 VVI ⇒ p.76　ペースメーカー心電図 DDD ⇒ p.78
ペースメーカー心電図 AAI ⇒ p.80　ペースメーカー心電図 VDD ⇒ p.82
ペースメーカー不全 オーバーセンシング ⇒ p.84
ペースメーカー不全 ペーシング不全 ⇒ p.88

要精査

緊急度
★★★

2

不整脈波形

ペーシングスパイクを伴う
幅の広いQRS波　　　QRS　　　QRS　　　QRS

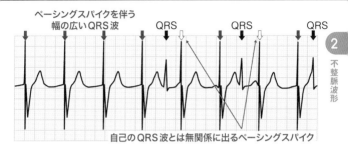

自己のQRS波とは無関係に出るペーシングスパイク

波形の読みかた

● ペースメーカー植え込みの原因疾患および
　ペースメーカーの種類による。

POINT

本来休止すべきところで、ペーシングスパイクが出現。

＼ナースはどう動く？／

● 波形を印刷しておく（特に新しく出現したとき）。
● 症状の有無を確認、血圧を中心としたバイタルサインのチェック。
● 原因疾患・既往の有無をチェック（問診・カルテ確認）。
● **ドクターコール（新しく出現したとき）。**
● 鑑別のため、12誘導心電図をとる（新しく出現したとき）。
● 症状がないものは経過観察。
● **ペースメーカーチェックの準備。**

▷▷ もっと詳しく！

▶ アンダーセンシングは、本来感知しなければならない波形（例：VVIならばQRS波）を感知することができず、ペースメーカーが自己心拍を認識できないために、不要な刺激を行っている状態である。スパイクがT波の時期に発生すると、R on Tと同様の結果となり、心室頻拍（VT）を誘発する危険性がある（⇒ p.40）。

▶ ただちに、ペースメーカーのチェックを行う必要がある。

ペーシング不全

pacing failure

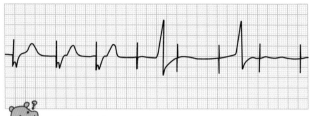

どんな波形?

- ペーシングスパイクは出ているが、心筋がそれに反応していない。
- 心臓は自己のリズムで収縮。

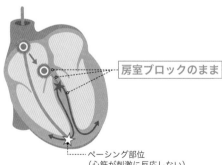

房室ブロックのまま

ペーシング部位
（心筋が刺激に反応しない）

考えられる原因(疾患)は?
- 心筋の刺激反応閾値の上昇
- 機械の異常

88

このページもチェック

ペースメーカー心電図 VVI ➡ p.76　ペースメーカー心電図 DDD ➡ p.78
ペースメーカー心電図 AAI ➡ p.80　ペースメーカー心電図 VDD ➡ p.82
ペースメーカー不全 オーバーセンシング ➡ p.84
ペースメーカー不全 アンダーセンシング ➡ p.86

緊急対応

緊急度
★★★

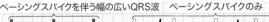

ペーシングスパイクを伴う幅の広いQRS波　ペーシングスパイクのみ

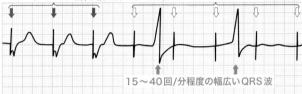

15〜40回/分程度の幅広いQRS波

2

不整脈波形

波形の読みかた

● ペースメーカー植え込みの原因疾患
　およびペースメーカーの種類による。

POINT

ペーシングスパイク
のみでQRS波または
P波が続かない。

＼ナースはどう動く？／

● 波形を印刷しておく（特に新しく出現したとき）。
● 症状の有無を確認、血圧を中心としたバイタルサインのチェック。
● 血圧が保たれていない場合：人を集め、ただちに救命処置（➡ p.110）。
　一次救命処置→二次救命処置。
● ただちにドクターコール。
● 血圧が保たれている場合：医師の指示を仰ぐ（➡ p.118）。
● 原因疾患・原因薬物・既往の有無をチェック（問診・カルテ確認）。
● 鑑別のため、12誘導心電図をとる。
● ペースメーカーをチェック、体外式ペースメーカーの準備。

▷▷ もっと詳しく！

▶ ペースメーカーが刺激を送ってはいるものの、心筋がそれに反応しない
　状況である。原因として、①リードの断線・フローティング、②ペース
　メーカーの刺激電圧の低下、③心筋の刺激反応閾値の上昇などが考えら
　れる。原因疾患によっては、緊急の対処が必要である。

ジギタリス

digitalis

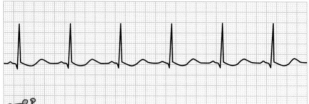

 どんな波形?

- なだらかなカーブを描く(盆状のST低下)。
- PQ時間の延長。 ● QT時間の短縮。

ジギタリス中毒

- **症状**
  - 不整脈(高度の徐脈、二段脈、多源性心室期外収縮)(➡ p.36)、
    発作性上室頻拍(PSVT➡ p.28)、房室ブロック(➡ p.56〜65)、
    房室解離、心室細動(VF➡ p.44)、洞不全、心房細動(AF➡
    p.30)、心房粗動(AFL➡ p.32)
  - 消化器症状(食欲不振、悪心・嘔吐、下痢)
  - 視覚異常(光がないのにちらちら見える、黄視、緑視、複視)
  - 精神神経系(めまい、頭痛、失見当識、錯乱、せん妄)
- **誘発要因**:低カリウム血症(利尿薬投与など➡ p.94)、低マグネ
  シウム血症(大量飲酒など)、高カルシウム血症、腎不全、薬物相
  互作用(例:キニジン)

考えられる原因(疾患)は?
- ジギタリス製剤の投与
- ジギタリス製剤投与中の低カリウム血症

このページもチェック
ST低下➡p.96

2
不整脈波形

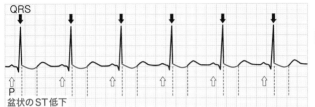

QRS

P
盆状のST低下

波形の読みかた

PQ間隔 延長（PQ≧0.20秒）

ST 盆状の低下

QT間隔 短縮（QTc≦0.34秒）

POINT

なだらかなカーブを
描く盆状のST低下

＼ナースはどう動く？／

● 波形を印刷しておく（特に新しく出現したとき）。
● 症状の有無を確認、血圧を中心としたバイタルサインのチェック。
● 原因疾患・原因薬物・既往の有無をチェック（問診・カルテ確認）。
● 緊急の問題がなければ確認後にドクターコール。
● 鑑別のため、12誘導心電図をとる（新しく出現したとき）。
● 症状がないものは経過観察。

▷▷ もっと詳しく！

▶「盆状のST低下」「PQ時間の延長」「QT時間の短縮」は、ジギタリスに特
徴的な心電図変化で、薬剤の効果判定にも利用される。しかしながら、
中毒症状を起こした場合は、重篤な不整脈（➡p.90）をきたすので、継
続的な観察を怠らない。

薬剤などによる心電図変化
高カリウム血症

hyperkalemia

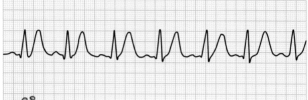

 どんな波形?

- 幅の広いQRS波に続く、テント状の高いT波。
- P波は平坦化しており、時に消失。
- PQ時間の延長。

高カリウム血症

- **症状**：四肢のしびれ、不整脈、頻脈、筋力低下、嘔気
- **治療**：不整脈の予防(グルコン酸カルシウム[カルチコール])、代謝性アシドーシスの改善(重曹[炭酸水素ナトリウム：メイロン®])、G-I(グルコース・インスリン)療法、利尿薬投与(ラシックス®)、陽イオン交換樹脂(ケイキサレート®、カリメート®)、血液透析、原疾患の治療、食事・点滴によるカリウム摂取制限、高カリウム血症をきたす薬物の中止

考えられる原因(疾患)は?

- カリウムの過剰投与
- 腎不全
- アジソン病
- 重症熱傷
- 広範な組織壊死(横紋筋融解症)
- クラッシュシンドローム
- 重症代謝性アシドーシス
- 薬剤性(抗アルドステロン薬など)

このページもチェック
低カリウム血症➡ p.94

要精査

緊急度
★★★

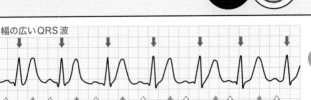

幅の広いQRS波

P テント状
の高いT波

2
不整脈波形

波形の読みかた

QRS波 幅の広い(QRS＞0.12秒)QRS波

P波 平坦化

PQ間隔 延長(PQ≧0.20秒)

T波 増高、テント状

POINT

テント状の高い
T波

\ナースはどう動く?/

● 波形を印刷しておく(特に新しく出現したとき)。
● 症状の有無を確認、血圧を中心としたバイタルサインのチェック。
● **ただちにドクターコール(特に新しく出現したとき)。**
● 原因疾患・原因薬物・既往の有無をチェック(問診・カルテ確認)。
● 鑑別のため、12誘導心電図をとる。
● 救急カート、ルート確保・気管挿管の準備。
● 緊急治療に必要な薬品(グルコース、インスリン療法、カルシウム製剤
　など)の準備。
● 発作時の対応は、心室細動(VF)に準じる(➡ p.44)。

▷▷ もっと詳しく!

▶ 心室頻拍(VT)、心室細動(VF)へ移行する危険性が非常に高い。一般的
　に、高カリウム血症は、血清カリウム濃度が5.5mEq/L以上である。
　血清カリウム濃度が6.5mEq/Lを超えると、緊急治療が必要である。

低カリウム血症

hypokalemia

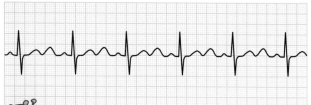

どんな波形?

- T波の平坦化。
- U波の出現。

＊U波の存在により一見QTが延長しているように見えるが、実際はQTUの延長。

低カリウム血症

- **症状**
  - **軽度**：血圧上昇、不整脈、不安、イライラ、抑うつ、睡眠障害、虚弱、ドライスキンなど(無症状の場合もある)
  - **中等度**：筋力低下、筋肉痛、けいれん、便秘など
  - **重度**：麻痺、自律神経失調、強度の筋肉けいれんなど
- **治療**：カリウムを補給するが、経静脈的に投与する場合は、時間投与量に注意する。

考えられる原因(疾患)は?

- 飢餓、極度のダイエット、拒食症
- 下痢、発汗、嘔吐
- 薬剤性(利尿薬、カテコラミン、β2刺激薬、インスリン、甘草など)
- 高アルドステロン症
- クッシング症候群
- 腎尿管性アシドーシス
- 糖尿病ケトアシドーシス
- 代謝性アルカローシス

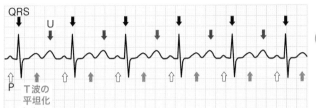

QRS
U
P
T波の
平坦化

2
不整脈波形

波形の読みかた

T波 平坦化
U波 増高

POINT
U波の増高

＼ナースはどう動く？／

● 波形を印刷しておく（特に新しく出現したとき）。
● 症状（腱反射、脱力感、悪心・嘔吐など）の有無を確認、血圧を中心としたバイタルサインのチェック。
● 原因疾患・原因薬物・既往の有無をチェック（問診・カルテ確認）。
● **緊急の問題がなければ確認後にドクターコール（特に新しく出現したとき）。**
● 鑑別のため、12誘導心電図をとる。
● 緊急治療に必要な薬品（カリウム製剤など）の準備。

▷▷ もっと詳しく！

▶ ジギタリス服用中の患者は、低カリウム血症によりジギタリス中毒を起こしやすいため、注意する必要がある。
▶ 「T波の高さ＜U波の高さ」となると、重症だと判断できる。
▶ 一般に低カリウム血症は、血清カリウム濃度3.6mEq/L未満である。

ST低下

ST depression [angina pectoris]

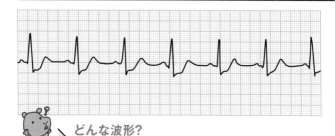

どんな波形?

- STの低下。
- ＊T波の平坦化(時に陰性化)を伴う場合がある。

<u>虚血部位</u>

一過性なので
元に戻る

考えられる原因(疾患)は?

- 虚血性心疾患(IHD)
- 狭心症(AP)
- 心肥大
- 低カリウム血症
- 低マグネシウム血症
- 心拍数増加

＊冠攣縮性狭心症のようにSTが上昇するタイプの異型狭心症も存在するので、注意が必要である。

形を、言葉ではなくイメージで覚えよう!

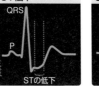

ST低下

QRS

P

STの低下

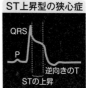

ST上昇型の狭心症

QRS

P

逆向きのT

STの上昇

このページもチェック

ST上昇⇒p.98
異常Q波⇒p.100

緊急度
★★★

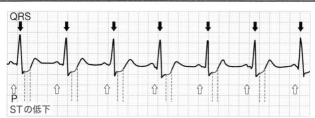

QRS

P
STの低下

2
不整脈波形

波形の読みかた

| ST | 低下 |
| T波 | 正常、平坦化または陰転 |

POINT

STが低下、P波、
QRS波の形は正常。

＼ナースはどう動く?／

● 救急カート、ルート確保、緊急治療に必要な薬品の準備。
● 波形を印刷しておく(特に新しく出現したとき)。
● 症状の有無・性状(胸痛の持続時間など)および既往の有無を確認、血圧を中心としたバイタルサインのチェック。
● 血圧が保たれていない場合：人を集め、ただちに救命処置(⇒p.110)。
　一次救命処置→二次救命処置。
● ただちにドクターコール。
● 血圧が保たれている場合：医師の指示を仰ぐ(⇒p.118)。
● 12誘導心電図をとる。
● 医師の指示により、亜硝酸薬などを舌下投与。
● 経過観察(症状・12誘導心電図での変化を確認)。

▷▷ もっと詳しく!

▶ 心筋の虚血では、水平型や下降型のST低下が見られることが多い。これは狭心症に限らず、相対的な虚血(心肥大や心拍数増加)でも見られるので、症状などをきちんと確認することが重要である。
▶ 冠攣縮性狭心症の場合は、心電図だけでは鑑別は困難なので、症状などにより鑑別する。

急性心筋梗塞(AMI)などによる心電図変化

ST 上昇

ST elevation [acute myocardial infarction]

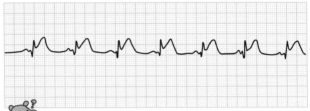

 どんな波形?

- STの上昇。
- 異常Q波。
- 冠性T波(左右対称陰性T波)。

考えられる原因(疾患)は?

- 心筋梗塞(MI)
- 異型狭心症
- ブルガダ症候群

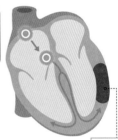

虚血部位

壊死はしていない

急性心筋梗塞(AMI)の波形変化

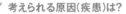

直後	数時間	半日	数日

数か月	1年	数年

*超急性期にはT波の先鋭化のみで、STの変化が見られないこともある。急性期はST上昇だけで、異常Q波および冠性T波(左右対称の陰性T波)は認めない。

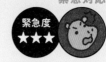

このページもチェック

ST低下➡p.96
異常Q波➡p.100

2

不整脈波形

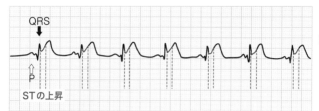

QRS

P

STの上昇

波形の読みかた

QRS波 幅は狭く(QRS<0.12秒)、形は正常
→異常Q波(亜急性期)

ST 正常→ST上昇(急性期〜亜急性期)→正常

T波 先鋭化(超急性期)→冠性T波(左右対称の
陰性T波:亜急性期)

POINT
時期によって
波形が変化す
ることに注意。

\ナースはどう動く?/

● 救急カート、ルート確保、緊急治療に必要な薬品の準備。
● 波形を印刷しておく(特に新しく出現したとき)。
● 症状の有無・性状(胸痛の持続時間など)および既往の有無を確認、血圧
を中心としたバイタルサインのチェック。
● 血圧が保たれていない場合:人を集め、ただちに救命処置(➡p.110)。
一次救命処置→二次救命処置。
● ただちにドクターコール。
● 血圧が保たれている場合:医師の指示を仰ぐ(➡p.118)。
● 12誘導心電図をとる。
● 医師の指示により、亜硝酸薬などを舌下投与。
● 経過観察(症状・12誘導心電図での変化を確認)。

▷▷ もっと詳しく!

▶ 心筋梗塞後は、心室細動(VF)など致死的不整脈が出現する危険性があ
るので、経過観察を怠らないようにする。

異常Q波

abnormal Q wave [old myocardial infarction]

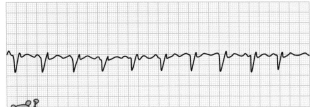

 どんな波形?

- 異常Q波とR波の減高。
- STは正常化し、T波は平坦化または陰転。

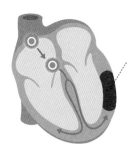

虚血部位

壊死しているので電気的活動は
なくなる

考えられる原因(疾患)は?
- 心筋梗塞(MI)
- ＊発症から数日以後(亜急性心筋梗塞)

心筋梗塞の分類

急性心筋梗塞(AMI)(➡p.98)	症状出現後3日以内
亜急性心筋梗塞(RMI)	症状出現後3日～1か月
陳旧性心筋梗塞(OMI)	症状出現後1か月以上

このページもチェック

ST低下➡ p.96
ST上昇➡ p.98

経過観察

緊急度
★★★

2

不整脈波形

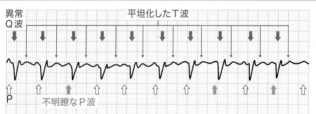

異常Q波　　　　　　平坦化したT波

P　　不明瞭なP波

波形の読みかた

QRS波 幅は狭く（QRS＜0.12秒）、異常Q波
ST 変化なし
T波 平坦化または陰転

POINT

心筋梗塞はこの形で固定化。

＼ナースはどう動く？／

● 波形を印刷しておく（特に新しく出現したとき）。
● 症状の有無・性状（胸痛の持続時間など）および既往の有無を確認、血圧を中心としたバイタルサインのチェック。
● 心筋梗塞既往の有無をチェック（問診・カルテ確認）。
● 緊急の問題がなければ確認後にドクターコール。
● 鑑別のため、12誘導心電図をとる（新しく出現したとき）。
● 症状がないものは経過観察。

▷▷ もっと詳しく！

▶ 心筋梗塞後、1か月以上が経過したものを陳旧性心筋梗塞といい、異常Q波、R波の減高もしくは消失、STの正常化、T波の平坦化もしくは陰転を示す。時にST上昇が遷延することもあるので、既往を確認することが重要である。

▶ 緊急に実施すべき事項はないが、心筋梗塞の再発作である危険性があるため、経過観察が必要である。

アーチファクト
電極のつけ間違い

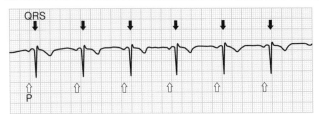

どんな波形?

- Ⅱ誘導でP波が下向き。
- R波とS波が逆転している。

＼ナースはどう動く?／

- すぐに電極などを確認する。
- 正しい位置に電極を貼り替える。

▷▷ もっと詳しく!

- ▶ 電極のつけかた(誘導法)にはいろいろあるが、＋極と–極を反対につけたり、各接続部分を間違えたりすると、波形が変化する。上記に示した波形は、「Ⅱ誘導で＋極と–極を逆につけた場合」である。
- ▶ 右胸心、緊張気胸による縦隔の偏位でも同様の変化が起こることがあるので、注意を要する。

電極コードのはずれ

緊急度
★★★

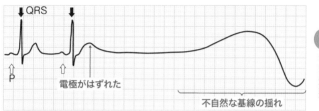

2

不整脈波形

どんな波形?

- 突然、波形が平坦になり、心停止のように見える。
- 基線が大きく動くことが多い。

＼ナースはどう動く?／

- すぐに電極などを確認する。
- 電極を貼る前に、皮脂や汗を拭き取る。
- 平坦で、動きが少なく、剥がれにくい場所に電極を貼る。

▷▷ もっと詳しく!

▸ はずれた電極は、乾燥していることが多い。雑音が混入しやすいので、テープなどを用いて再利用しない。

＊きれいな波形をとるためのポイントは、p.15参照。

体動（胸骨圧迫）

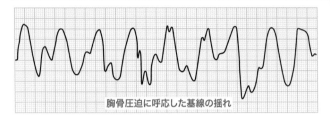

胸骨圧迫に呼応した基線の揺れ

どんな波形?

● 胸骨圧迫によって波形が大きく揺れる。

＊一見、心室細動（VF）あるいは心室頻拍（VT）のように見える。

＼ナースはどう動く?／

● すぐに患者の様子を確認する。

● 体動の影響の少ない位置に貼り替える（ただし、緊急の処置を優先する）。

▷▷ もっと詳しく!

▶ 心臓本来の波形を確認するには、一時的に胸骨圧迫を止める必要がある。

＊一次救命処置（BLS）はp.112、二次救命処置（ALS）はp.115参照。

呼吸性変動

経過観察

緊急度
★★★

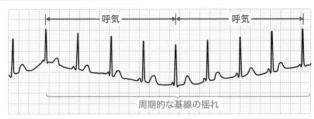

周期的な基線の揺れ

どんな波形?

- 基線が呼吸と同周期で大きく揺れている。

＼ナースはどう動く?／

- すぐに患者の様子、電極の位置を確認する。
- 横隔膜から離れた肋骨上に電極を貼る。

▷▷ もっと詳しく!

▶ 横隔膜付近や肋骨の間に電極を貼ると起こりやすい。変動が大きいと、記録範囲(あるいはモニターの画面)からはずれてしまい、診断の妨げとなる。

交流波の混入

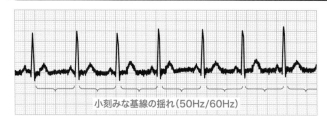

小刻みな基線の揺れ(50Hz/60Hz)

どんな波形?

- 基線が、規則正しく50回/秒(地域によっては60回/秒)で揺れる。

\ナースはどう動く?/

- アース電極をしっかりつける。
- それぞれの機器にアースをとる。
- 検査ベッド(または病室などのベッド)にアースをつける。
- 検査のときだけ、一時的に機器など(電気毛布、蛍光灯など)を止める。

▷▷ もっと詳しく!

- ▶ 電気毛布、蛍光灯などの交流が混入して起こる。時に、P波やQ波よりも雑音が大きくなり、診断の妨げとなる。

筋電図の混入

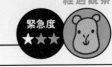

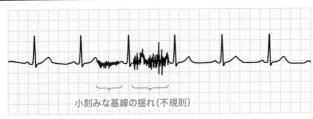

小刻みな基線の揺れ(不規則)

どんな波形?

- 基線が小さく、不規則に揺れる波形。

＼ナースはどう動く?／

- 患者の緊張を緩和する。
- 筋肉の動きが少ない場所に電極をつける。
- 部屋を暖かくする(寒さによる震えの場合)。

▷▷ もっと詳しく!

▶ 患者の体に力が入っているときに出現する。吸引動作や不随意運動の際にも出現する。時に、期外収縮と区別がつきにくいときもある。

アーチファクト
筋電図の混入（歯磨き）

緊急度
★★★

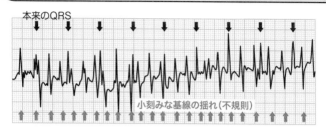

本来のQRS

小刻みな基線の揺れ(不規則)

どんな波形?

- 筋肉の動きによって基線が大きく揺れる。

＊心室頻拍(VT➡p.40)のように見える。

＼ナースはどう動く?／

- すぐに患者の様子を確認する。
- 体動の影響の少ない位置に貼り替える。
- 歯磨き中であることを、周囲に注意喚起する。

▷▷ もっと詳しく!

▶ 筋電図における雑音の一種として、歯磨きのように規則正しい動作では心室頻拍様の波形が見られることがある。ただちに確認し、電極の位置を変更するが、電極の位置を変えることで対処できない場合は、周囲への注意喚起が必要である。

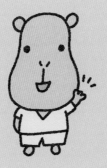

PART

3

できる！

不整脈への
対応

不整脈発見時(急変時)の対応

不整脈発見時の対応

- この段階では、その人が「なぜ倒れているのか」はわからない。
- 原因の検索よりも救命を第一に考え、心肺蘇生(CPR)が必要なら、ただちにその準備に入る。

一次救命処置(BLS→p.112)

- 救命のために必要な処置を、迅速に行う。「救命のCAB」の順に実施すると抜けがない。
- この段階でも、救命が第一優先。
- 必要に応じて、AEDによる除細動(→p.114)も実施。

CPRの継続・リズムの評価

- 2分おきにリズムを確認し、ショックの適応を確認。
- ショックの有無にかかわらず、目的をもった動作が見られる、あるいは二次救命処置に移ることができるまで、CPR継続。

二次救命処置(ALS→p.115)

- 基本的な救命処置の後、より高度な診断と治療を実施する。
- この段階での処置・治療は基本的に医師が行うが、チームとしてスムーズに実施できるような配慮が必要である。この間も、基本的な救命処置(CPR)がおろそかになってはいけない。
- また、根本的な治療のための診断を実施する。

より専門的な治療

- 上記の診断に基づき、より専門的な治療へと進む。

- 意識の確認
- 救急対応システムの起動(119番・院内救急コール)
- 除細動器・救急カートの依頼または準備

- C (Circulation、循環):頸動脈で脈を確認(10秒以内)、胸骨圧迫30回
- A (Airway、気道):気道確保
- B (Breathing、呼吸):呼吸を確認(胸郭の動き)、人工呼吸2回(1回1秒)
- D (Defibrillation、除細動):AED装着→評価→除細動

- リズムを評価し、必要ならCPRを継続。
- 2分ごとにリズム評価し、除細動の必要性を確認。
- 準備が整いしだい、二次救命処置に移行。

- A:器具を用いた気道確保
- B:気道確保器具の位置を確認し、固定。換気と酸素化。
- C:静脈路確保と輸液の開始。リズムの確認(12誘導心電図)、各種モニター装着
- D:治療可能な原因の探索・治療開始(薬物投与)

- ペーシング
- 緊急心臓カテーテル検査(PTCA、ステント挿入など)
- 血栓溶解療法
- 緊急手術

＊PTCA:percutaneous transluminal coronary angioplasty;経皮的冠動脈形成術

対応①
一次救命処置（BLS）

basic life support

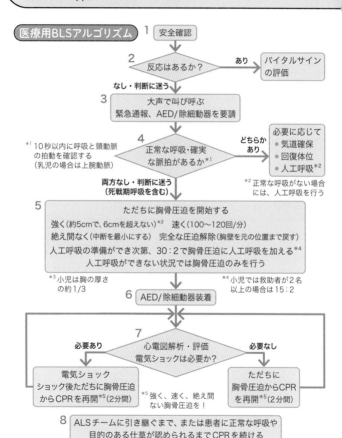

医療用BLSアルゴリズム

1 安全確認

2 反応はあるか？ → **あり** → バイタルサインの評価

なし・判断に迷う

3 大声で叫び呼ぶ
緊急通報、AED/除細動器を要請

*¹ 10秒以内に呼吸と頸動脈の拍動を確認する（乳児の場合は上腕動脈）

4 正常な呼吸・確実な脈拍があるか*¹ → **どちらかあり** → 必要に応じて
● 気道確保
● 回復体位
● 人工呼吸*²

*² 正常な呼吸がない場合には、人工呼吸を行う

両方なし・判断に迷う（死戦期呼吸を含む）

5 ただちに胸骨圧迫を開始する
強く（約5cmで、6cmを超えない）*³　速く（100〜120回/分）
絶え間なく（中断を最小にする）　完全な圧迫解除（胸壁を元の位置まで戻す）
人工呼吸の準備ができ次第、30：2で胸骨圧迫に人工呼吸を加える*⁴
人工呼吸ができない状況では胸骨圧迫のみを行う

*³ 小児は胸の厚さの約1/3

*⁴ 小児では救助者が2名以上の場合は15：2

6 AED/除細動器装着

7 心電図解析・評価
電気ショックは必要か？

必要あり

電気ショック
ショック後ただちに胸骨圧迫からCPRを再開*⁵（2分間）

*⁵ 強く、速く、絶え間ない胸骨圧迫を！

必要なし

ただちに胸骨圧迫からCPRを再開*⁵（2分間）

8 ALSチームに引き継ぐまで、または患者に正常な呼吸や目的のある仕草が認められるまでCPRを続ける

日本蘇生協議会：JRC蘇生ガイドライン2020. 医学書院，東京，2021：51. より転載

112

C　胸骨圧迫

❶肘をまっすぐ伸ばし、上半身の体重を利用する。
❷腕の力で胸骨を突かない。
❸背部は硬い平面上に置く。胸壁に余分な
　指の力が加わらないように両指を組む。
❹胸骨を、脊椎に向かって垂直に圧迫する。
❺圧迫の速さは少なくとも100回/分。
❻成人では胸が少なくとも5cm沈むように圧迫。

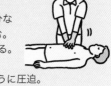

A　気道確保

頭部後屈顎先挙上法
（現在、最も推奨されている方法）

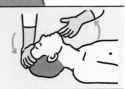

B　人工呼吸

1人は、ポケットマスクの要領で、両手
で気道確保し、マスクを顔面へ密着さ
せる。もう1人がバッグバルブマスク
を操作する。

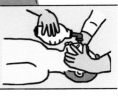

AED　除細動（→p.114）

電極パドル
の装着法

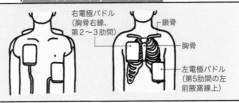

右電極パドル
（胸骨右縁、
第2〜3肋間）

鎖骨

胸骨

左電極パドル
（第5肋間の左
前腋窩線上）

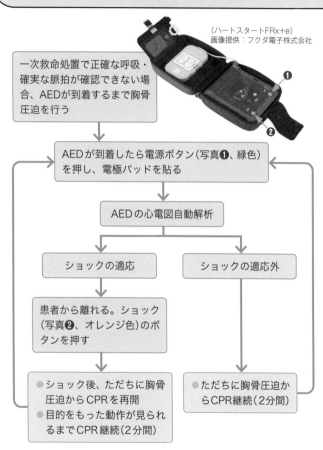

対応②
AED(自動体外式除細動器)

automated external defibrillator

(ハートスタートFRx+e)
画像提供:フクダ電子株式会社

一次救命処置で正確な呼吸・確実な脈拍が確認できない場合、AEDが到着するまで胸骨圧迫を行う

↓

AEDが到着したら電源ボタン(写真❶、緑色)を押し、電極パッドを貼る

↓

AEDの心電図自動解析

↓

ショックの適応 / ショックの適応外

ショックの適応
患者から離れる。ショック(写真❷、オレンジ色)のボタンを押す

- ショック後、ただちに胸骨圧迫からCPRを再開
- 目的をもった動作が見られるまでCPR継続(2分間)

ショックの適応外
- ただちに胸骨圧迫からCPR継続(2分間)

二次救命処置（ALS）

advanced life support

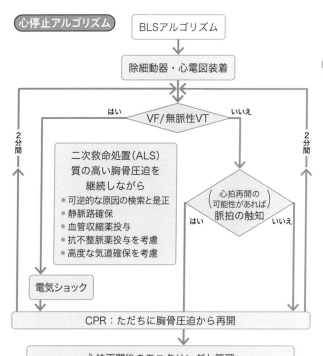

心停止アルゴリズム

BLSアルゴリズム

除細動器・心電図装着

VF/無脈性VT
はい　　　いいえ

2分間　　　2分間

二次救命処置（ALS）
質の高い胸骨圧迫を
継続しながら
- 可逆的な原因の検索と是正
- 静脈路確保
- 血管収縮薬投与
- 抗不整脈薬投与を考慮
- 高度な気道確保を考慮

心拍再開の
可能性があれば
脈拍の触知
はい　　　いいえ

電気ショック

CPR：ただちに胸骨圧迫から再開

心拍再開後のモニタリングと管理
- 酸素濃度と換気量の適正化
- 循環管理
- 12誘導ECG・心エコー
- 体温管理療法
- 再灌流療法（緊急CAG/PCI）
- てんかん発作への対応
- 原因検索と治療

3
不整脈への対応

日本蘇生協議会：JRC蘇生ガイドライン2020．医学書院，東京，2021：50．より転載

対応④
除細動器

(**AEDモード**) 看護師のみで使用可能*

(**通常モード**) 医師の立ち合いが必要

●非同期除細動の適応：
　心室細動（VF）、無脈性心室頻拍
●同期除細動の適応：
　上室頻拍（SVT）、心房粗動（AFL）、
　心房細動（AF）

＊一次救命処置では病院搬送前を対象にしているのでAEDを使用しますが、二次救命処置では院内を想定しているためDCを使用します。その場合でも医師の到着が遅れる場合などは、AEDモードで使用することができます。

除細動器の例

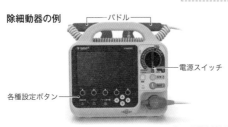

（モニタ機能付き除細動装置 FC-6200）
画像提供：フクダ電子株式会社

電源を入れ、通電量を設定する

●通電量は医師に確認する（機種・適応によって異なるため）

　外用パドル（成人）の場合
　二相性波形（BTE波形）：150J以上
　二相性波形（RLB波形）：120J以上
　単相性波形：初回360J

●充電ボタンを押す

パドルを装着する

- パドルを取り出し、使い捨てパッドを接続する
- パドルにゲル(ペースト)を塗る、または、伝導用パッドを所定の位置に貼りつける
- パドルを所定の位置(または伝導用パッド)に押しつけ、使い捨てパッドを所定の位置に貼りつける

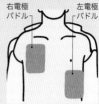

右電極
パドル　　左電極
パドル

酸素マスク、心電図モニター用電極などをはずす

- 酸素マスクは引火の恐れが、心電図モニターは機械が破損する恐れがある!

周囲の者は患者から離れる

- 患者・ベッドに触れないよう離れる

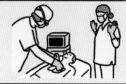

充電ができていることを確認し、放電ボタンを押す

- 伝導用パッドの場合は本体、パドルの場合はパドルのボタンを押す

モニター用電極を再装着する

- モニター波形を確認する
- 放電した皮膚に保護用クリームを塗布する

胸部症状発現時の対応

胸部症状発現

- 患者に意識がある場合、心肺蘇生（CPR）の必要はない。
- ただちに原因の探索に移るが、いつでもCPRを実施できるように準備が必要。

迅速な原因究明と一般的治療

- **評価**：バイタルサインのチェック、各種モニタリング、12誘導心電図、ポータブルX線写真、病歴の確認など
- **治療**：酸素投与（4L/分）、事前指示薬の投与など

データの評価・診断

- 医師により得られた情報から診断が行われる。
- 状況により、さらに検査が必要なこともある。

診断に基づいた治療の開始

- 上記の診断に基づき、より高度な診断と治療を実施する。ここでの処置・治療は基本的に医師が行うが、チームとしてスムースに実施できるような配慮が必要である。この間も、基本的な救命処置の準備がおろそかになってはいけない。
- 根本的な治療のための診断も実施。

より専門的な治療

- 上記の診断・治療に基づき、より専門的な治療へと進む。

| 症状発現 | ● 意識の確認（CPRが不要であることを確認）
● 救急カートの準備 |

| 迅速な評価・一般治療 | 〈以下のことを10分以内に実施〉
評価：
● バイタルサインの測定（自動式血圧計カフの装着）
● 各種モニターの装着（心電図、パルスオキシメーター[SpO₂]など）
治療：
● 酸素投与（4L/分）
● 事前指示薬の投与（ニトログリセリンなど） |

● 12誘導心電図
● 病歴の確認
● 採血の準備
● ポータブル胸部X線写真の依頼

※表内右列
● 12誘導心電図
● 病歴の確認
● 採血の準備
● ポータブル胸部X線写真の依頼

| 評価 | ● 得られたデータから、不整脈などを診断。
● 治療方針の決定：多くの場合、症状発現からの経過時間などで異なる。
[例] ST低下（➡p.96）→症状発現後12時間以内かどうか。心房細動（AF➡p.30）→症状発現後48時間以内かどうか。 |

| 治療 | ● 治療内容は診断により異なる（詳細は成書を参照）。 |

| 専門治療 | ● ペーシング
● 緊急心臓カテーテル検査（PTCA、ステント挿入など）
● 血栓溶解療法
● 緊急手術　など |

アセスメントのポイント

1 不整脈の症状・訴え

意識消失
(心室細動[VF]➡p.44・心室頻拍[VT]➡p.40・心停止などで見られる)
- 不整脈により心拍出量が低下し脳血流が下がった状態で起こる。不整脈による意識消失は、基本的に緊急対応が必要。
- 一過性の意識消失(失神)であれば、対応中に意識が回復する。

失神・ふらつき・めまい
(洞不全・Ⅱ度以上の房室ブロック➡p.58〜65・心室頻拍[VT]で見られる)
- 不整脈により脳血流が低下したが、すぐに元に戻るような状態で起こる。頻脈系の不整脈でも起こる。
- 繰り返すことが多いので既往を確認する。
- 症状の有無により、治療法が変わる場合がある(ペースメーカーの適応など)。

胸痛
(さまざまな不整脈・心疾患で見られる)
- 疾患により特徴的な痛みがある。
- 胸が締めつけられる・しばらくすると楽になる。→狭心症(AP)
- 胸が締めつけられる・休んでもよくならない。→心筋梗塞(MI)
- ときどきチクチク痛む。→上室頻拍(SVT)など
- ときどきチクっと痛む(ほんの一瞬)。→期外収縮など
- 胸痛の心窩部や背部への放散に注意(特に狭心症・心筋梗塞)。

息切れ・胸部不快感
(さまざまな不整脈・心疾患で見られる)
- 表現はさまざまなので、訴えをよく聴いて不整脈との関連を探る。

動悸

（さまざまな不整脈・心疾患で見られる➡p.135）

● ドキドキする→頻脈系の不整脈に多い。

● ドキッとする→期外収縮など。

2 不整脈時のバイタルサイン

脈拍数（心拍数）

● 心拍数と脈拍数は異なる場合がある。

> **心拍と脈拍**
>
> 心拍数と脈拍数は異なる場合がある。例え
> ば、期外収縮などで十分な血液の充填がない
> まま拍動すると、脈圧が出ない（↑部のよう
> に、期外収縮の脈圧は低くて感じられない）
> ことがある。その場合、次の心拍が強くなる。
> SpO_2の脈波で観察できる。

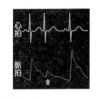

呼吸数

● 胸部症状により呼吸数が増える場合がある。

● 時に過呼吸も見られる。

血圧

● 前述のように不整脈（心房細動[AF]➡p.30など）のときは脈圧も
不整となるので、血圧の測定結果がばらつくことが多い（特に自
動血圧計）。

● 聴診による測定であればゆっくり測るとよい。自動血圧計のとき
は複数回測るとよい。

意識レベル

● 意識レベルが低下している場合、一過性かの見きわめが重要であ
る。経過観察することなく緊急対応の経過中に判断する。

分類別対応チャート

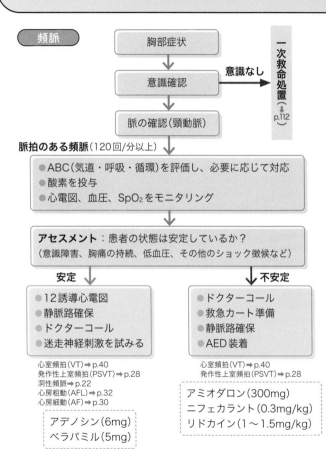

頻脈

胸部症状

意識確認 → **意識なし** → 一次救命処置(→p.112)

脈の確認(頸動脈)

脈拍のある頻脈(120回/分以上)

- ABC(気道・呼吸・循環)を評価し、必要に応じて対応
- 酸素を投与
- 心電図、血圧、SpO₂をモニタリング

アセスメント:患者の状態は安定しているか?
(意識障害、胸痛の持続、低血圧、その他のショック徴候など)

安定

- 12誘導心電図
- 静脈路確保
- ドクターコール
- 迷走神経刺激を試みる

心室頻拍(VT)➡p.40
発作性上室頻拍(PSVT)➡p.28
洞性頻拍➡p.22
心房粗動(AFL)➡p.32
心房細動(AF)➡p.30

アデノシン(6mg)
ベラパミル(5mg)

不安定

- ドクターコール
- 救急カート準備
- 静脈路確保
- AED装着

心室頻拍(VT)➡p.40
発作性上室頻拍(PSVT)➡p.28

アミオダロン(300mg)
ニフェカラント(0.3mg/kg)
リドカイン(1〜1.5mg/kg)

徐脈

```
┌──────────────┐
│   胸部症状    │
└──────┬───────┘
       ↓
┌──────────────┐       意識なし    ┌─────────────┐
│   意識確認    │ ─────────────→  │ 一次救命処置  │
└──────┬───────┘                 │  (→p.112)    │
       ↓                         └─────────────┘
┌──────────────┐
│ 脈の確認(頸動脈) │
└──────┬───────┘
```

脈拍のある徐脈(60回/分以下)

● ABC(気道・呼吸・循環)を評価し、必要に応じて対応
● 酸素を投与
● 心電図、血圧、SpO₂ をモニタリング

アセスメント:患者の状態は安定しているか?
(意識障害、胸痛の持続、低血圧、その他のショック徴候など)

安定

● 12誘導心電図
● 静脈路確保
● ドクターコール

高度房室ブロック➡p.62
Ⅱ度房室ブロック モービッツⅡ型➡p.60
Ⅱ度房室ブロック ウェンケバッハ型➡p.58
洞不全症候群(SSS)➡p.54
Ⅰ度房室ブロック➡p.56
脚ブロック➡p.66〜69
洞性徐脈➡p.50

不安定

● ドクターコール
● 救急カート準備
● 静脈路確保
● 経皮的ペーシング準備

洞不全症候群(SSS)➡p.54
高度房室ブロック➡p.62
Ⅲ度房室ブロック➡p.64

アトロピン(0.5mg)
アドレナリン・ドパミン
経静脈ペーシング

心電図アラームの種類

心電図モニターは患者の状態により、さまざまなアラームを発して教えてくれる。

心拍数アラーム（警戒アラーム）（対応は➡p.127）

● 心拍数が設定した数値を上回った、あるいは下回った場合。

テクニカルアラーム（注意アラーム）（対応は➡p.130）

● 器械の問題による異常動作の場合。

● 電極異常
● 受信不良・電波異常

呼吸数・アラーム

● 呼吸数が設定した数値を上回った、あるいは下回った場合（電極間の電位の差の変化などから呼吸数を計測）。

追加計測機器に関するアラーム

● 血圧：血圧計
● 体温：体温計
● 経皮的動脈血酸素飽和度（SpO_2）：パルスオキシメーター

不整脈アラーム（緊急アラーム） (対応は➡p.128〜129)

●以下に示すような不整脈を検知した場合。

- ●心静止（ASYSTOLE）（➡p.48）
- ●心室細動（V.FIB）（➡p.44）
- ●心室性頻脈（V.TACHY）
- ●VPCショートラン（VPC RUN）＊   ＊VPC（PVC）が3連発以上
- ●二連性心室期外収縮（COUPLET）
- ●早期収縮心室期外収縮（EARLY VPC）
- ●心室期外収縮頻発（FREQ.VPC）
- ●心室性二段脈（BIGEMINY）
- ●頻脈（TACHYCARDIA）
- ●徐脈（BRADYCARDIA）

機種によっては検知する不整脈

- ●心室性三段脈
- ●Slow VT
- ●RR間隔不整
- ●高度頻脈
- ●高度徐脈
- ●RR間隔延長
- ●ノンキャプチャー
- ●オーバーセンシング（➡p.84）
- ●心室調律

- ●R on T（➡p.38）
- ●三連性心室期外収縮
- ●多形性心室期外収縮
- ●心室期外収縮（PVC➡p.34）
- ●上室頻拍
- ●二連性上室期外収縮
- ●上室期外収縮頻発
- ●上室期外収縮（SVPC➡p.24）

アラームの緊急度による分類

緊急アラーム 患者や機器に対して緊急に処置を行わなければならない状態

警戒アラーム 患者や機器に対して、迅速な処置を要する状態

注意アラーム 正確に計測ができていない状態

心電図アラームへの対応

1 アラーム発生時の基本対応

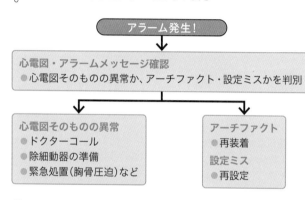

アラーム発生!

心電図・アラームメッセージ確認
● 心電図そのものの異常か、アーチファクト・設定ミスかを判別

心電図そのものの異常
● ドクターコール
● 除細動器の準備
● 緊急処置(胸骨圧迫)など

アーチファクト
● 再装着
設定ミス
● 再設定

2 心電図アラームの注意点

● 心電図モニターのアラームは設定された値を基に機械的に判断されて発生するため、おのずと限界がある。

心拍数 T波がQRS波と同等またはそれより高い場合、QRS波とT波をそれぞれカウントし、**心拍数が倍になる**(ダブルカウント)。

ペースメーカー波形 ペースメーカー(VVI)の場合、波形の形から心室期外収縮(PVC)または心室頻拍(VT)と誤って認識してしまう。

期外収縮 電圧の低い(QRS波の低い)期外収縮を感知せず、RR間隔の異常ととらえてしまい、アラームが鳴らない。

体位 体位・呼吸性変動などによりQRS波の高さが変化すると、低いQRS波が感知できず、心静止として認識してしまう。

③ 代表的なアラームへの対応法 ※アラームの緊急度による分類は➡p.125

① 心拍数アラーム　　　　　　　　　　　　警戒アラーム

原因 ● 心拍数が、設定した上限値・下限値を超過。

対応 ● すぐに心電図を確認→重篤な場合(心静止、VTなど)は、ただちにドクターコールし、緊急処置(胸骨圧迫など)。

注意点 ● モニタリング開始時、心拍数の上限値・下限値を確認する。
● 心電図波形上でT波やP波が、R波と同じくらい高く表示されると、ダブルカウントにより心拍数アラームが鳴ることがある。ダブルカウントが起こった場合、R波が最も高くなるような誘導へ切り替える必要がある。

▷▷ アラーム設定の変更による心拍カウント異常の回避

設定を変えると

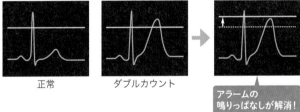

正常　　　　　　　ダブルカウント

アラームの
鳴りっぱなしが解消!

アラーム発生時はさまざまな状況が発生するが、成書やマニュアルを参考に設定値変更などで対処できる場合が多い。こういう現象に遭遇しても、**うるさいからといってアラームをOFFにしないこと。**

3 不整脈への対応

② 心静止アラーム（asystoleアラーム）　　**緊急アラーム**

原因 ● 心静止（➡ p.48）の発生。

対応 ● すぐに心電図・患者の状態を確認→心静止状態であればた
だちにドクターコールし、緊急処置（胸骨圧迫など）。

注意点 ● 心静止アラームをOFFにしたり、音量を絞ったりしては
いけない。

● 電極の位置・装着状態が適切でない場合、心電図波形が極
端に小さくなり、心拍が検出されずに心静止アラームが鳴
ることがある。

● テレメーターの場合、送信機の電源をONにしたまま電極
をはずして放置すると、心静止アラームが鳴ることがある。
使用しない送信機の電源は必ずOFFにする。

▷▷ アラーム設定の変更による心拍カウント異常の回避

設定を変えると

正常

低電位のため
カウントできない

アラームの
鳴りっぱなしが解消！

128

③ 心室細動アラーム（VFアラーム） 緊急アラーム

原因 ●心室細動(VF➡p.44)の発生。

対応 ●すぐに心電図・患者の状態を確認→VFが起こっている場合はただちにドクターコールし、緊急処置(胸骨圧迫など)、除細動器などの準備。

注意点 ●心室細動アラームをOFFにしたり、音量を絞ったりしてはいけない。

●体動によるアーチファクトが心室細動と誤認識され、誤アラーム発生の原因となる可能性があるため注意する。

④ 心室期外収縮アラーム（PVC、VPCアラーム） 緊急アラーム

原因 ●心室期外収縮(PVC➡p.34)の発生。

対応 ●すぐに心電図を確認→重篤な場合はただちにドクターコールし、緊急処置。

注意点 ●「正常R波(N)」と「心室期外収縮(V)」が正確に識別されていないと、重篤な不整脈の見逃し・誤アラーム頻発が起こりうる。モニタリング開始後、正確に識別されているかを確認する。識別されていない場合は、心電図学習機能の使用、誘導の変更、電極の装着位置変更などを行う。

●心室ペーシング実施時にはPVCと同様のR波が現れる。誤アラームが発生しやすいため、あらかじめ設定を「ペースメーカー使用中」にしておく。

●体動によるアーチファクトが、PVCのR波と誤認識され、誤アラーム発生の原因となる可能性があるため注意する。

⑤ 電極異常アラーム　　　　　　　　　　　警戒アラーム　注意アラーム

原因 ● 電極の接触不良・はずれ・浮き上がり、電極ゲルの乾燥、電極コードの断線。

対応 ● 新しい電極・電極コードに交換。

注意点 ● 電極を貼り替えるときは、p.15「きれいな波形をとるためのポイント」を確認する。

⑥ 受信不良・電波異常アラーム（テレメーターの場合）　注意アラーム

原因 ● 電波が十分に届いていない（電池切れ、送信機の電源の入れ忘れなど）、同じチャンネルの送信機を複数使用することにより混信している。

対応 ● 電池切れの場合は送信機の電池を交換、受信アンテナの接続状態を確認など。

注意点 ● 受信機付属の棒アンテナは、電波の届く範囲が限られており、受信不良が起こりやすい。なるべく病棟敷設の受信用アンテナコンセントを使用する。

アラームが鳴ったら、
あわてずにすぐに確認！

資料

- 疾患別・起こりうる不整脈一覧
- 状態別・起こりうる不整脈一覧
- 略語一覧

不整脈	疾患	虚血性心疾患(IHD)	先天性心疾患	心筋炎
洞性頻脈	p.22	●		
上室期外収縮(SVPC)	p.24	●	●	
発作性上室頻拍(PSVT)	p.28	●		
心房細動(AF)	p.30	●		
心房粗動(AFL)	p.32	●		
心室期外収縮(PVC)	p.34	●	●	
心室頻拍(VT)	p.40	●	●	
トルサード・ド・ポアント(Tdp)	p.42	●		●
心室細動(VF)	p.44	●	●	●
心室補充収縮	p.46	●	●	
洞性徐脈	p.50	●	●	●
洞性不整脈	p.52	●		
洞不全症候群(SSS)	p.54	●		●
Ⅰ度房室ブロック	p.56	●	●	●
Ⅱ度房室ブロック ウェンケバッハ型	p.58	●		●
Ⅱ度房室ブロック モービッツⅡ型	p.60	●		●
高度房室ブロック	p.62	●		●
Ⅲ度房室ブロック (完全房室ブロック、CAVB)	p.64	●	●	●
右脚ブロック(RBBB)	p.66	●	●	
左脚ブロック(LBBB)	p.68	●		●
WPW症候群	p.70	●	●	
ブルガダ型心電図	p.72	●		●

心筋症	心臓弁膜症	心膜炎	慢性心筋変性（アミロイドーシス、サルコイドーシス）	甲状腺機能亢進症	特発性伝導系細胞変性
				●	
	●			●	
●			●		
●	●	●		●	
●	●			●	
●	●				
●					
●	●				
●	●				●
●	●		●		
●			●		
			●	●	
			●		
			●		●
			●		●
			●		●
					●
●					●
●					
●					

→不整脈が３種類以下の疾患は次のページへ

資料

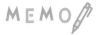

MEMO

▷▷ 心室期外収縮の重症度：ローン分類

心室期外収縮の重症度は、ローン（Lown）分類で5段階に分類される。Grade 3以上は注意する必要がある。

Grade 0	心室期外収縮なし
Grade 1	散発性心室期外収縮（30回/時未満）
Grade 2	多発性心室期外収縮（30回/時以上または1回/分以上）
Grade 3	多形性心室期外収縮
Grade 4	反復性心室期外収縮 4a：2連発、4b：3連発以上
Grade 5	R on T

▷▷ 動悸の種類と患者の表現

患者の動悸の訴えかた、表現方法はさまざまであるが、主な患者の表現を表に示すので参考にしてもらいたい。

動悸の種類	主な患者の表現	主な原因
脈拍数の増加	「脈が速い」「ドキドキする」「動悸がする」	頻脈系：洞性頻脈、心室頻脈、心房細動、心房粗動など
心機能の低下	「動悸がして息が切れる」「心臓が飛び出る感じ」	心不全：心筋梗塞、心臓弁膜症、心筋症、肺性心など
1回心拍出量の増加	「脈が飛ぶ感じ」「ドキッとする」「胸の鼓動がわかる」	不整脈：期外収縮、心房細動、房室ブロックなど

資料

	略語	フルスペル	日本語
A	AAI	atrium-atrium-inhibit pacing	(ペースメーカーの)AAIモード
	ABCD	airway, breathing, circulation, defibrillation	気道、呼吸、循環、除細動
	AED	automated external defibrillator	自動体外式除細動器
	AF	atrial fibrillation	心房細動
	AFL	atrial flutter	心房粗動
	ALS	advanced life support	二次救命処置
	AMI	acute myocardial infarction	急性心筋梗塞
	AP	angina pectoris	狭心症
	ASD	atrial septal defect	心房中隔欠損症
	AT	atrial tachycardia	心房頻拍
	AV block	atrioventricular block	房室ブロック
	AVNRT	atrioventricular nodal reentry tachycardia	房室結節リエントリー性頻拍
	AVRT	atrioventricular reentry tachycardia	房室リエントリー性頻拍
B	BBB	bundle branch block	脚ブロック
	BLS	basic life support	一次救命処置
	BTE	biphasic truncated exponential	二相性(切断指数)

	略語	フルスペル	日本語
C	CAG	coronary angiography	冠動脈造影
	CAVB	complete atrioventricular block	完全房室ブロック
	CLBBB	complete left bundle branch block	完全左脚ブロック
	COPD	chronic obstructive pulmonary disease	慢性閉塞性肺疾患
	COUPLET	couplet VPC	二連性心室期外収縮
	CPR	cardiopulmonary resuscitation	心肺蘇生
	CRBBB	complete right bundle branch block	完全右脚ブロック
D	DC	direct current defibrillator	直流除細動器
	DDD	double(dual)-double-double pacing	(ペースメーカーの)DDDモード
E	ECG	electrocardiogram	心電図
H	HF	heart failure	心不全
	HR	heart rate	心拍数
I	ICD	implantable cardioverter defibrillator	植込み型除細動器
	ICLBBB	incomplete left bundle branch block	完全左脚ブロック
	ICRBBB	incomplete right bundle branch block	完全右脚ブロック

	略語	フルスペル	日本語
I	ICU	intensive care unit	集中治療室
	IHD	ischemic heart disease	虚血性心疾患
J	JRC	Japan resuscitation council	日本蘇生協議会
L	LBBB	left bundle branch block	左脚ブロック
M	MI	myocardial infarction	心筋梗塞
O	OMI	old myocardial infarction	陳旧性心筋梗塞
P	PCI	percutaneous coronary intervention	経皮的冠動脈インターベンション
	PE	pulmonary embolism	肺塞栓
	PSVT	paroxysmal supraventricular tachycardia	発作性上室頻拍
	PTCA	percutaneous transluminal coronary angioplasty	経皮的冠動脈形成術
	PVC, VPC	premature ventricular contraction	心室期外収縮
Q	QTc	corrected QT	補正QT間隔
R	RBBB	right bundle branch block	右脚ブロック
	RHD	rheumatic heart disease	リウマチ性心疾患
	RLB	rectilinear biphasic	二相性(矩形)
	RMI	recent myocardial infarction	亜急性心筋梗塞

	略語	フルスペル	日本語
S	**SSS**	sick sinus syndrome	洞不全症候群
	SVPC	supraventricular premature contraction	上室期外収縮
	SVT	supraventricular tachycardia	上室頻拍
T	**Tdp**	Torsades de pointes	トルサード・ド・ポアント
V	**VDD**	ventricle-double-double pacing	(ペースメーカーの)VDDモード
	VF	ventricular fibrillation	心室細動
	VT	ventricular tachycardia	心室頻拍
	VVI	ventricle-ventricle-inhibit pacing	(ペースメーカーの)VVIモード
W	**WPW 症候群**	Wolff-Parkinson-White syndrome	ウォルフ・パーキンソン・ホワイト症候群

MEMO

▷▷「QRS波」の表記について

QRSはQ波、R波、S波を総合して呼ぶ名前である。そのため、Q波がなくてもQRSと呼ぶ。英語表記ではQRS Complexで、QRS Waveという表現はあまり用いない。

日本語に訳すとQRS群とすべきだが、いつのころからか、慣習的にQRS波と呼ぶようになったと思われる。本書でもQRS群ではなく、QRS波と表記している。

索引

※略語はp.138〜も
ご参照ください。

装丁・本文デザイン：山崎平太（ヘイタデザイン）
カバー・本文イラスト：かたおか朋子
本文イラスト：SHOKO TAKAHASHI
DTP制作：すずきひろし

本書は、2013年4月24日第1版第1刷発行の
『スッキリわかるモニター心電図』を改訂、改題したものです。

とにかく使える モニター心電図

2013年 4月24日　第1版第1刷発行	著　者　徳野 慎一
2022年 1月17日　第1版第12刷発行	発行者　有賀 洋文
2023年 2月1日　第2版第1刷発行	発行所　株式会社 照林社
2024年 3月10日　第2版第3刷発行	〒112-0002

東京都文京区小石川2丁目3-23
電　話　03-3815-4921（編集）
　　　　03-5689-7377（営業）
https://www.shorinsha.co.jp/
印刷所　共同印刷株式会社